AF603353

EXPÉRIENCES

PROPRES A FAIRE CONNOITRE

QUE

L'ALKALI VOLATIL FLUOR

EST LE REMEDE LE PLUS EFFICACE

DANS LES ASPHYXIES.

Prix, 12 ſ. broch.

EXPÉRIENCES
PROPRES A FAIRE CONNOITRE
QUE
L'ALKALI VOLATIL FLUOR
EST LE REMEDE LE PLUS EFFICACE
DANS LES ASPHYXIES;
AVEC

Des Remarques ſur les Effets avantageux qu'il produit dans la MORSURE DE LA VIPÈRE, dans la RAGE, la BRULURE, l'APOPLEXIE, &c.

Par M. SAGE.

Contraria contrariis curantur. ARIST. Probl. I.

TROISIÈME ÉDITION, AUGMENTÉE.

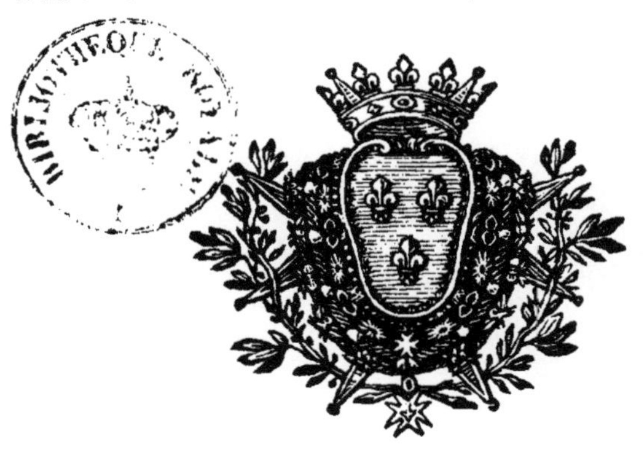

A PARIS,
DE L'IMPRIMERIE DE MONSIEUR.

M. DCC. LXXVIII.

A MONSIEUR,

FILS DE FRANCE,

FRERE DU ROI.

MONSEIGNEUR,

Lorſque MONSIEUR *a daigné m'agréer pour ſon Imprimeur, je ne me ſuis regardé que comme le Directeur de ſon Imprimerie; & dans cette vue, je me ſuis impoſé la loi de ne rien laiſſer ſortir de mes preſſes, qui*

a

ne justifiât la faveur que **MONSIEUR** *a bien voulu m'accorder.*

Le premier Ouvrage que je prends la liberté de faire paroître sous ses auspices, a pour but le bien de l'humanité auquel il s'est toujours intéressé : c'est ce qui m'a engagé à lui offrir ces prémices ; & l'hommage qu'il me permet de lui en faire, devient pour moi un nouveau motif de concourir à la perfection d'un art aussi utile.

Je suis avec le plus profond respect,

MONSEIGNEUR,

Votre très-humble, très-obéissant
& très-soumis serviteur,
P. FR. DIDOT le jeune.

AVERTISSEMENT.

LES Expériences multipliées qui m'ont conduit à déterminer la cauſe de l'aſphyxie, m'ont fait connoître en même temps que l'alkali volatil, loin d'être regardé comme acceſſoire, ou comme un ſimple ſtimulant dans le traitement uſité en pareil cas, devoit au contraire être employé de préférence à tout autre remède. Mais il eſt bon de prévenir que l'alkali volatil n'agit efficacement que lorſque les maux contre leſquels je le propoſe ont été produits par quelque acide, tel que celui qui, dans la plupart des aſphyxies, agit ſur les poumons. Si le même alkali volatil remédie au venin de la vipère, c'eſt que ce venin eſt de nature acide, comme l'a démontré M. James. Les fourmis, les couſins, les guêpes, & divers autres inſectes, ne nuiſent que par l'acide qu'ils introduiſent dans les piqûres qu'ils nous font. La brûlure même n'eſt, comme je l'ai fait voir ailleurs, que l'effet d'un acide concentré, qui attaque plus ou moins le tiſſu de notre peau, &c.

La plupart de ces obſervations étant éparſes dans mes Ouvrages, ou n'ayant point encore été publiées, j'ai cru devoir les rapprocher les unes des autres, & en faire part à M. LE NOIR, Lieutenant général de Police, devant lequel j'ai répété mes principales expériences. Ce Magiſtrat toujours occupé du bien public, m'en a non-ſeulement témoigné ſa ſatisfaction, mais encore il a jugé qu'on ne pouvoit trop ſe hâter de répandre, par la voie de l'impreſſion, une méthode auſſi ſimple que sûre, de remédier au grand nombre d'accidens cauſés, tant par les vapeurs acides & meurtrières des fermentations, que par la vapeur également acide du charbon, les émanations méphitiques de certaines foſſes d'aiſance, & pour nombre d'autres circonſtances qui, faute d'un remède prompt & facile, expoſent journellement le citoyen à paſſer d'un état de mort apparente à une mort réelle.

Au reſte, pour qu'on n'imagine pas que je préſente ici l'alkali volatil comme un remède univerſel, ce qui ſeroit vraiment abſurde, je répète qu'il n'y a que les affections & les maladies cauſées par un acide, auxquelles cet alkali puiſſe convenir : encore faut-il en faire uſage très-promptement ſi l'on veut qu'il produiſe des effets marqués; je dis plus, ce même alkali, ſalubre en bien des cas, peut devenir nuiſible, ſi l'on s'en ſert mal-à-propos, lorſqu'il y a, par exemple, des miaſmes putrides dans les lieux qu'on habite, ou que l'économie animale tend à l'alkalefcence, au fcorbut, &c.

Il faut en conféquence profcrire abfolument l'ufage de l'alkali volatil dans la pefte, mais les acides triomphent de ce fléau.

La caufe immédiate de la pefte étant due à des miafmes fubtils produits par des vapeurs putrides (*a*), les acides doivent être ce qu'il y a de plus propre à en arrêter les progrès.

Un des plus sûrs moyens de prévenir la contagion, ainfi que les maladies auxquelles on peut être expofé en habitant des pays chauds & marécageux, c'eft de fe faire frotter matin & foir, devant un feu clair, & d'y chauffer fes vêtemens ; l'acide qui émane des corps combuftibles purifie l'atmofphère & détruit les miafmes qui auroient pu s'introduire dans le corps, ou réfider dans les vêtemens.

On m'a affuré qu'il y avoit près de l'ancienne *Pæftum*, aujourd'hui *Pefti*, dans la principauté citérieure du royaume de Naples, des endroits où l'air étoit fi mal-fain, qu'à peine y

(*a*) *Voyez* dans le *Journal de Phyfique* du mois d'août 1773, le mémoire de M. Mauduit, docteur en médecine, qui a pour titre : *Expériences à tenter pour parvenir à déterminer la nature du venin peftilentiel, &c.* » Toutes les circonftances, y eft-il dit, fe » réuniffent pour prouver que ce venin eft un alkali volatil très- » exalté. »

pouvoit-on ſéjourner ; qu'on y voyoit cependant quelques habitans dont pluſieurs parvenoient à un âge très-avancé, ſans autre précaution pour ſe garantir du mauvais air qu'on reſpire en ces lieux, que celle de s'expoſer le matin avant de ſortir, & le ſoir en rentrant, à un feu clair auquel ils chauffoient auſſi leurs vêtemens.

M. Mauduit rapporte, dans le ſavant Mémoire que je viens de citer, des paſſages qui prouvent que les Grecs regardoient le feu comme l'agent le plus propre à dépurer l'air : » Ces peuples, dans le temps de peſte, couroient, dit-il, allumer des flambeaux aux autels de l'Egyptien Jachen, qui avoit le premier enſeigné à guérir les maladies contagieuſes par le moyen du feu, & auquel, long-temps avant Hippocrate, la reconnoiſſance publique avoit élevé des autels.

» Acron, au rapport de Plutarque, ſe couvrit de gloire dans un temps où la peſte déſoloit Athènes, pour avoir ordonné qu'on tînt des feux allumés auprès de chaque malade.

» Hippocrate ne ſe contenta pas de conſeiller qu'on entretînt des feux continuellement allumés dans les rues, les carrefours & les places d'Athènes ; il voulut encore qu'on y

» placât des corbeilles pleines de fleurs odo- » rantes, qu'on y répandît des parfums & des » aromates. »

L'acide du vinaigre n'est pas moins propre à garantir du venin pestilentiel, que l'acide du feu. « Le vinaigre, dit M. Geoffroy, dans sa » *Matière médicale*, nous fournit un des meil- » leurs préservatifs que nous ayons contre les » fièvres malignes pestilentielles, & contre la » peste; on l'emploie, ou simple, ou composé » avec les alexitères : » le fameux vinaigre des Quatre-Voleurs est de cette dernière sorte. Le vinaigre ordinaire pris sous la forme de limonade & en lavement, est préférable au lait (*b*) & aux émulsions dans les accidens causés par le cuivre, l'arsenic (*c*), l'antimoine (*d*) & le plomb (*e*). On l'emploie aussi avec le plus

(*b*) On sait que le lait se caille dans l'estomac des animaux, qu'il y devient acide, & forme ce qu'on nomme *présure*; il y a donc lieu de croire que le lait ne produit quelque soulagement lorsqu'on l'emploie pour remédier aux effets du cuivre, de l'arsenic, &c. que par l'acidité qu'il a contractée dans l'estomac.

(*c*) Les Indiens & les Chinois se purgent avec du jus de limon qu'ils laissent séjourner dans des vases de réalgar; s'ils prenoient sans cet acide la même quantité d'arsenic, ils s'empoisonneroient.

(*d*) L'acide du vinaigre calme très-promptement les vomissemens produits par l'émétique & les autres préparations antimoniales.

(*e*) M. Navier, docteur en médecine, vient de publier un

grand ſuccès contre les effets mortels de la belladone (*f*); mais l'uſage en ſeroit plutôt nuiſible qu'avantageux dans les aſphyxies, qui pour la plupart ont pour principe un miaſme acide, comme on le verra ci-après.

M. BUCQUET vient de rendre compte (le 27 janvier dernier) à la ſéance publique de la Société royale de Médecine, de pluſieurs expériences au moyen deſquelles il a cru pouvoir avancer que l'acide marin fumant, l'acide ſulfureux, & même le vinaigre & l'éther, avoient, ainſi que l'alkali volatil, la propriété de rappeler à la vie les aſphyxiques; mais ces expériences ſont inſuffiſantes pour le démontrer, puiſque les animaux ſur leſquels il les a faites avoient encore la faculté de ſe mouvoir & de reſpirer : ces animaux n'étoient donc pas dans un état d'aſphyxie complète, comme l'oiſeau que je rappelai à la vie en préſence de l'Empereur & de toute l'Académie, ni comme la veuve Gauffre (*g*) qui, malgré le vinaigre, les eaux ſpiritueuſes & autres ſtimulans, reſta plus

ouvrage qui a pour titre : *Contre-Poiſons de l'Arſenic, du Sublimé corroſif, du Vert-de-gris & du Plomb* : il y indique le foie de ſoufre comme remède, & le vinaigre comme préparation.

(*f*) *Voyez* mon *Analyſe des Blés*, page 112 & ſuiv.

(*g*) *Voyez* ce qui eſt dit ci-après, page 34.

de deux heures ſans donner aucun ſigne de vie. Or on ſait que dans un état d'aſphyxie commençante, il ſuffit ſouvent pour rappeler un animal à la vie, de l'expoſer à l'air libre, ſans qu'il ſoit beſoin d'employer un ſtimulant, tel que peuvent l'être en pareil cas l'acide ſulfureux volatil ou l'acide marin fumant. A l'égard de l'alkali volatil, dont ces expériences ne peuvent infirmer en rien l'efficacité, ceux qui diſent qu'il n'agit dans les aſphyxies que comme ſtimulant, n'ont ſans doute pas fait attention à l'expérience des deux bocaux rapportée ci-après page 20; j'eſpère que M. Bucquet voudra bien la joindre à celles dont il ſe ſert pour établir ſa théorie.

Comme tous les raiſonnemens du monde ne prouvent rien contre les faits, & que les allégations vagues, les mauvaiſes plaiſanteries, les quolibets ne méritent pas de réponſe, voici une nouvelle preuve de l'efficacité de l'*alkali volatil fluor* dans les aſphyxies, à laquelle ceux qui trouvent ma théorie *triviale* (*h*), mon ouvrage *ridicule*, & ma méthode *dangereuſe*, ſont priés de faire attention. En ſuppoſant que les faits multipliés dont j'ai déja rendu compte, ne ſoient pas aſſez *authentiques* ni aſſez *con-*

(*h*) *Journal de Médecine*, février 1778, page 98 & ſuiv.

vaincans pour certaines perſonnes, en voici un qui me paroît d'autant plus propre à les perſuader, que la ſource d'où je l'ai tiré ne peut leur être ſuſpecte.

On lit dans le *Journal de Phyſique*, du mois de janvier dernier, une Lettre de M. le marquis de Geoffre de Chabrignac, colonel en ſecond au régiment de Barrois, à M. Faujas de Saint-Fonds, auteur de la Deſcription des Volcans éteints du Vivarais & du Vélay : dans cette Lettre, il eſt fait mention d'une nouvelle *Grotte du Chien*, près d'Aubenas; en voici l'extrait.

» ... On diſoit ici vaguement, qu'il exiſtoit, non » loin du village de Neyrac, à deux lieues de cette » ville (Aubenas), une eſpèce de grotte ou d'ouver-» ture, dans laquelle les animaux qui y entroient, » mouroient promptement. Vous vouliez vérifier ce » fait; & je vous ai devancé, afin de vous éviter une » courſe, ſi le phénomène n'exiſtoit pas. Je partis de » chez M. le marquis de Vogué où je vous attendois, » avec M. le marquis de Rochefauve, pour me rendre » à Neyrac. Un payſan de ce village nous y condui-» ſit.... Les habitans nous confirmèrent tout ce que » l'on racontoit de cette grotte; & notre guide nous » conduiſit enſuite au milieu d'un champ labouré, à » mi-côte d'une montagne volcanique; il nous montra » deux eſpèces de puits, qui ont environ cinq à ſix » pieds de profondeur ſur quatre de diamètre. Je me » procurai une poule; &, attachée avec une petite

» corde par les pieds, elle fut bientôt descendue dans » un des trous ; & dans l'instant, attaquée de mouvemens convulsifs, elle passa à l'état de mort. Je voulus » la faire retirer alors ; mais la corde ayant échappé » de mes mains, elle retomba dans le trou. Je fus » obligé d'y faire descendre un paysan pour la retirer ; » ce qu'il fit avec répugnance, dans la crainte d'être » lui-même suffoqué. La poule, sortie du trou, *étoit* » *dans un état complet d'asphyxie*, c'est-à-dire, *ne don-* » *nant aucun signe de vie :* je lui présentai de l'alkali vo- » latil fluor, de la même manière dont nous l'avions » pratiqué ensemble chez M. le duc de Chaulnes, sur un » moineau. Ici, l'alkali volatil n'agit pas aussi promp- » tement ; *la poule ayant resté trop long-temps dans le* » *trou, je la regardai comme parfaitement morte :* cepen- » dant, ayant persisté à lui présenter de l'alkali, je la » vis, avec le plus grand plaisir, revenir à la vie, & » peu après ne plus être incommodée. Je la fis jeter » de nouveau dans le trou ; *elle y éprouva le même acci-* » *dent, & ensuite la même guérison.* Voilà donc une nou- » velle Grotte du Chien, qui mérite autant d'attention » que celle d'Italie.... Je ne dois pas oublier de vous » dire qu'un voit encore, non loin de-là, un grand » bassin plein d'eau vive, qui bouillonne continuelle- » ment ; je goûtai cette eau, & la trouvai entièrement » semblable à celle imprégnée d'air fixe..... M. de » Rochefauve, mon compagnon de voyage, s'étant » penché sur cette fontaine, pour y boire de l'eau, » s'en trouva incommodé ; il éprouva un étourdisse- » ment & un mal-être général, ce qui pouvoit bien » provenir aussi de ce qu'il s'étoit approché de trop » près du trou où la poule étoit devenue asphyxique.

» Quoi qu'il en soit, l'*alkali volatil le rétablit sur le* » *champ dans son état de santé ordinaire*. Ces observa- » tions sont bien propres, mon cher compatriote, à » jouer un rôle intéressant dans votre grand ouvrage » sur les volcans éteints du Vivarais & du Vélay, » pour lesquels vous ne cessez de faire de pénibles & » soigneuses recherches. Je suis, &c. »

A la suite de cette Lettre, l'auteur du Journal a jugé à propos d'ajouter quelques expériences faites sur des moineaux, lesquelles ne prouvent rien, sinon que l'acide méphitique dont il s'est servi étoit si foible, qu'il a fallu plusieurs minutes pour y faire mourir des oiseaux qu'un acide méphitique plus actif eût fait périr en quinze ou vingt secondes. Après avoir vainement employé l'alkali volatil fluor, l'acide sulfureux, &c. pour rappeler à la vie ces oiseaux, l'auteur paroît vouloir en conclure qu'un animal, lorsqu'il est *sans mouvement* ou *dans un état complet d'asphyxie*, ne peut être rappelé à la vie ; ce qui n'est pas toujours vrai, comme le prouve l'expérience même de M. de Chabrignac, qu'il venoit de publier.

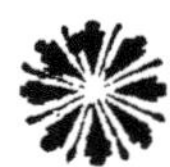

EXPLICATIONS

De quelques termes dont je me ſuis ſervi dans cet Ouvrage.

ALEXITÈRE, antidote, ſignifie *qui défend, qui porte remède.*

Alkaleſcence, les ſubſtances animales contenant un ſel neutre ammoniacal, compoſé d'acide phoſphorique combiné avec l'alkali volatil: ſi par le dégagement de l'acide le principe alkalin vient à dominer, ce qui paroît avoir lieu dans les maladies putrides, c'eſt ce qu'on déſigne par alkaleſcence.

Aſphyxie, privation ſubite du pouls, de la reſpiration, du ſentiment & du mouvement, enſorte que l'on reſte comme ſi l'on étoit mort.

Belladone, eſpèce de *ſolanum*, qui enivre à la plus petite doſe, rend furieux ſi la doſe eſt plus forte, & cauſe la mort ſi la doſe eſt encore plus conſidérable.

Délétère, qui détruit & qui tue.

Embrocation, ſe dit des huiles, des décoctions ou autres liqueurs qu'on applique ſur les parties malades.

Inſufflation, l'action de ſouffler dans quelques parties du corps.

Méphitique, du mot *méphitis*; mouſette, vapeurs inviſibles & ſuffocantes qu'on trouve dans quelques ſouterrains: les unes ſont acides, les autres inflammables. Servius dit que *Méphitis* étoit le nom de la déeſſe des odeurs fortes & déſagréables. Le mot *mephitis* dans Virgile & les auteurs Latins, ſignifie proprement *une puanteur qui s'élève d'une terre corrompue par des eaux ſulfureuſes.*

Miaſmes, atomes vénéneux, principes des contagions.

Réalgar, verre d'arſenic combiné avec du ſoufre.

Spaſme, convulſion.

TABLE

De ce qui eſt contenu dans cet Ouvrage.

Fin de la Table.

DE

DE L'ALKALI VOLATIL.

L'ALKALI VOLATIL (*a*) eſt le même dans les trois règnes, & ne diffère que par ſon degré de pureté ; plus il eſt chargé d'huile, moins il eſt énergique, c'eſt la raiſon pour laquelle l'eau de Luce où l'alkali volatil eſt preſque à l'état ſavonneux, ne produit pas des effets auſſi prompts que l'alkali volatil fluor (*b*).

L'alkali volatil ne ſe trouve jamais à nu dans

(*a*) Il eſt encore connu ſous les noms d'*Eſprit de ſel ammoniac*, d'*Eſprit urineux*, d'*Eſprit de corne de cerf*, de *Sel d'Angleterre*, & enfin d'*Eau de Luce* lorſqu'il eſt combiné avec une huile eſſentielle qui le rend laiteux.

(*b*) Je déſigne ſous ce nom, l'alkali volatil dégagé du ſel ammoniac par trois parties de chaux éteinte ; je le nomme *fluor*, parce qu'il eſt toujours ſous forme fluide.

les mixtes ; celui qui ſe rencontre dans les végétaux & les animaux eſt toujours combiné avec un acide ; dans le règne minéral, il ſe trouve ou à l'état de foie de ſoufre, ou à celui de ſel ammoniac dans les éruptions des volcans, ou enfin combiné avec certaines ſubſtances métalliques, telles que le cuivre, le mercure, &c. *Voyez* la ſeconde édition de mes *Élémens de Minéralogie.*

Si l'on a donné le nom d'*alkali* à la ſubſtance ſaline volatile odorante dont je parle, c'eſt qu'on y a reconnu quelques-unes des propriétés du ſel qu'on obtient de la plante nommée *kali* ou *ſoude ;* l'un & l'autre de ces alkalis ont la propriété de verdir la teinture bleue de violette, & ont pour baſe les mêmes principes (*c*) ; mais l'acide phoſphorique paroît plus atténué dans l'alkali volatil.

Quoiqu'il n'y ait qu'une ſeule & même eſpèce d'alkali volatil, il n'en eſt pas moins vrai que ſon énergie diffère ſuivant le procédé dont on s'eſt ſervi pour le dégager de ſa baſe ; que

(*c*) L'alkali volatil eſt compoſé d'acide phoſphorique, de terre abſorbante, d'une matière huileuſe & de phlogiſtique auquel il doit ſon odeur.

L'alkali volatil ſe trouve dans toutes les Pharmacies.

moins il eſt huileux, plus il eſt volatil, & plus il eſt propre à remédier à l'aſphyxie.

Procédé pour obtenir l'Alkali volatil fluor.

Pour obtenir du ſel ammoniac l'alkali volatil fluor, il faut mêler exactement une partie de ce ſel pulvériſé, avec trois parties de chaux éteinte, introduire ce mélange dans une cornue lutée, & après y avoir verſé de l'eau (*d*), adapter & luter un grand récipient, dont il faut laiſſer le *foramen* ouvert : durant la diſtillation, il ſe produit une grande quantité d'air : cet air entraîne un alkali volatil très-pénétrant, qu'on peut coërcer en le faiſant paſſer à travers de l'eau diſtillée, dans laquelle l'alkali reſte combiné, tandis que l'air s'échappe.

Cet alkali volatil eſt très-fort lorſqu'on n'en a retiré qu'une livre, d'un mélange où l'on avoit employé une livre de ſel ammoniac. L'alkali volatil fluor obtenu par le procédé que je viens de décrire, eſt limpide & très-pénétrant ; c'eſt le ſeul dont on doive faire uſage : l'eſpèce de cauſticité qui lui eſt propre, le rend plus éner-

(*d*) La quantité d'eau que j'emploie eſt égale à celle du ſel ammoniac.

gique que tout autre. Il faut bien ſe garder de le mêler avec quelque huile eſſentielle pour le rendre laiteux ; car alors il eſt preſque à l'état ſavonneux, & forme ce qu'on appelle l'*Eau de Luce*.

Procédé pour obtenir l'Alkali volatil concret.

Pour retirer l'alkali volatil concret du ſel ammoniac, il faut diſtiller dans une cornue de verre lutée, une partie de ſel ammoniac, avec une partie & demie d'alkali fixe du tartre (*e*) ; l'on adapte un fuſeau & un récipient à la cornue, & l'on procède à la diſtillation au feu gradué d'un fourneau de réverbère : l'alkali concret tapiſſe les parois du fuſeau. Ce ſel s'évapore à l'air : ſi on le diſſout dans de l'eau, il prend le nom d'*Eſprit de ſel ammoniac.*

L'alkali volatil obtenu par ce procédé, a moins d'odeur & moins d'énergie que celui qui a été dégagé par la chaux, parce qu'il contient beaucoup plus de matière graſſe.

(*e*) Si l'on employoit l'alkali de la ſoude pour décompoſer le ſel ammoniac, ce natron retenant de l'eau de la criſtalliſation, l'alkali volatil qu'on obtiendroit, ſeroit en partie fluide.

L'alkali volatil retiré par la diſtillation des ſubſtances animales, a les mêmes propriétés que l'alkali volatil concret : s'il n'a pas été ſéparé de toute l'huile animale, il en conſerve l'odeur. En géneral, les alkalis ont d'autant moins d'énergie qu'ils contiennent plus d'huile.

On a auſſi fait uſage, ſous le nom de *ſel d'Angleterre*, d'un alkali volatil concret bien rectifié tiré de la ſoie : d'autres emploient ſous ce nom un mélange de ſel ammoniac & de chaux éteinte dans un flacon bien bouché, de ſorte que le dégagement de l'alkali volatil par la chaux ſe produit à l'inſtant où l'on ouvre le flacon, & s'arrête auſſitôt qu'on le ferme.

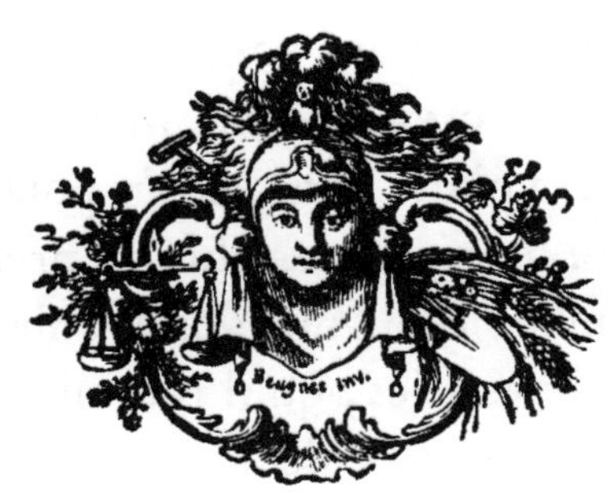

I.

De l'Asphyxie produite par l'acide méphitique de la fermentation vineuſe.

Le 10 mai 1777, M. le comte de Falckenſtein (l'Empereur) s'étant rendu à l'Académie des Sciences, M. Lavoiſier répéta en ſa préſence quelques-unes des expériences du docteur Prieſtley ſur l'*air fixe* (*f*). Il mit un moineau dans un bocal, où à peine eut-il verſé de l'*air fixe*, qu'on vit l'oiſeau s'agiter, & un inſtant après tomber ſur le côté. M. Lavoiſier le retira du bocal, & le préſenta pour mort à M. le comte de Falckenſtein. Ayant demandé cet oiſeau, je verſai dans le creux de ma main environ un gros d'alkali volatil fluor, & j'y poſai le bec de l'animal : je le mis ſur la table au premier ſigne de mouvement qu'il me donna, mais à peine eut-il étendu ſes ailes, qu'il retomba : je le préſentai de nouveau & de la même manière à

(*f*) Nom impropre donné à un acide volatil que j'ai nommé *acide marin volatil*, & auquel on pourroit donner celui d'*acide méphitique*, à cauſe de ſes propriétés délétères.

l'alkali volatil, qui acheva de produire ſon effet. L'animal eut alors aſſez de force pour ſe tenir ſur ſes pattes, il marcha, battit des ailes, & s'envola : on fit ouvrir les fenêtres, & le petit reſſuſcité partit à tire d'ailes.

Je n'avois jamais fait cette expérience ſur des oiſeaux, mais j'avois été aſſez heureux pour rappeler à la vie des hommes qui avoient été ſuffoqués (ſoit par la vapeur acide du charbon, ſoit par celle de la fermentation vineuſe), en mettant de l'alkali volatil dans leurs narines, & en leur en faiſant prendre dans de l'eau ; ce moyen m'a également réuſſi dans les apoplexies, comme je l'ai indiqué *page 26 & ſuivantes* du premier volume de mes *Élémens de Minéralogie :* auſſi n'ai-je point héſité à en recommander l'uſage, *ibid. page 31*, dans les aſphyxies produites par les vapeurs acides que l'on nomme *air fixe.*

L'aſphyxie eſt, comme on le ſait, la privation ſubite du pouls, de la reſpiration, du ſentiment & du mouvement : cet état précède la mort occaſionnée par les moufettes & les vapeurs acides qui ſe dégagent des charbons embraſés, des liqueurs en fermentation, &c. Je viens de m'aſſurer des bons effets de l'alkali volatil dans ces circonſtances, en répétant mon expérience ſur un grand nombre d'oiſeaux &

d'autres animaux que j'ai plongés dans la vapeur acide qui s'élève durant la fermentation de la bière. J'ai gradué & varié ces expériences, de manière à n'avoir aucun doute sur les effets terribles de l'acide dont il s'agit, & sur le moyen que je crois le plus propre à y apporter un prompt remède.

J'ai reconnu que l'action destructive du prétendu *air fixe* sur les animaux, étoit plus ou moins rapide, selon l'état plus ou moins avancé de la fermentation vineuse qui le produisoit. En effet, quoique cet acide éteigne les lumières dans les premiers instans de la fermentation, tout aussi promptement que vers la fin, il n'est cependant point alors également propre à produire subitement la mort des animaux qu'on y plonge, ainsi que je l'ai vérifié dans la brasserie de M. de Longchamps (*g*).

Voulant déterminer d'une manière positive, si le vinaigre pourroit, comme l'alkali volatil, rappeler à la vie les animaux suffoqués par la

(*g*) Ce citoyen est un de ceux qui ont le plus perfectionné parmi nous, l'art de la brasserie; il est aisé de s'en convaincre en parcourant ses ateliers; la touraille où il fait dessécher le grain germé, est construite, d'après ses principes, de la manière la plus ingénieuse.

vapeur acide de la fermentation vineuſe, j'ai verſé dans un grand bocal où j'avois mis deux moineaux, de l'acide méphitique ou *air fixe*, pris dans une cuve de bière où la fermentation vineuſe commençoit à s'établir, & où la bougie s'éteignoit ſur le champ ; les oiſeaux s'agitèrent & tombèrent ſur le côté ſans pouvoir ſe relever : leurs yeux ſe fermèrent : leur reſpiration devint lente & difficile, quoiqu'ils ouvriſſent de larges becs. Après les avoir laiſſés ſept minutes dans cet état de criſe, je les mis dans un bocal où ſe trouvoit véritablement de l'air; ces oiſeaux ouvrirent les yeux, ſe redressèrent, reſpirèrent librement, & reprirent toute leur activité ; je les reportai dans l'atmoſphère acide de la cuve ; en deux minutes ils y perdirent la vie.

Ayant enſuite mis deux autres oiſeaux dans un bocal, j'y verſai de l'acide méphitique puiſé dans la même cuve, mais deux heures plus tard que le précédent ; c'eſt-à-dire vers le temps où la fermentation vineuſe étoit accomplie ; en trois ſecondes les animaux furent renverſés, & ſix ſecondes après ils tombèrent dans l'aſphyxie.

Je poſai le bec d'un de ces oiſeaux dans le vinaigre ; mais, ne m'appercevant pas qu'il en reçût aucun ſoulagemenr, j'eſſayai de lui en introduire dans le goſier, ſans qu'il me fût poſſible de le rappeler à la vie. A l'égard de l'autre oiſeau dont je portai le bec dans l'alkali volatil fluor, il reſpira deux ſecondes après, s'agita, marcha, puis s'envola.

J'ai répété dix fois cette expérience, & toujours avec un égal ſuccès ; c'eſt-à-dire, que l'oiſeau préſenté à l'alkali volatil revenoit à la vie (*h*), tandis que celui pour lequel je n'employois que le vinaigre reſtoit mort. J'ai vu d'autres fois le vinaigre accélérer la mort des oiſeaux qui n'étoient point dans un état d'aſphyxie complète ; j'ai même obſervé que dans le cas où j'avois d'abord eu recours au vinaigre, l'alkali volatil étoit employé ſans aucune eſpèce de ſuccès.

J'oſe donc avancer d'après ces expériences multipliées, que l'alkali volatil fluor me paroît être le moyen le plus efficace pour remédier preſque inſtantanément aux funeſtes effets de l'acide méphitique, qu'on a déſigné ſous les noms de *gas* & d'*air fixe :* ſitôt que cet acide

---

(*h*) Je conſerve en cage de ces oiſeaux ; ils ſe portent bien, & ne ſe reſſentent en rien de l'état par où ils ont paſſé.

vient à ſe combiner avec l'alkali qu'on lui préſente, il en réſulte un mixte qui n'a rien de malfaiſant ; & le ſpaſme occaſionné par l'acide qui avoit pénétré dans le poumon (*i*), ceſſe au même inſtant. Boerhaave rapporte qu'il auroit étouffé par une vapeur acide, s'il n'eût pas eu recours ſur le champ à un eſprit alkalin, qui ſe trouva heureuſement ſous ſa main.

Expériences propres à faire connoître que la mort qui ſuit l'aſphyxie produite par les vapeurs acides que l'on a nommées air fixe, *eſt occaſionnée par l'effet de ce même acide ſur les poumons.*

J'ai eu pour but dans ces nouvelles expériences, de déterminer d'une manière poſitive, les effets de la vapeur acide de la fermentation vineuſe, ſur des animaux de différens genres ;

(*i*) M. Demeſte m'a dit, qu'ayant fait périr des poulets dans la vapeur ou moufette ſi connue de la Grotte du Chien près Naples, il avoit remarqué une ſaveur manifeſtement acide dans les poumons de ceux de ces animaux qu'il avoit ouverts après la ſuffocation ; ce qui lui parut d'autant plus ſingulier, qu'il étoit alors, comme beaucoup d'autres, dans l'opinion que cette vapeur n'étoit que de l'*air fixe*.

en conséquence, j'ai pris des quadrupèdes, des oiseaux, des insectes & des amphibies ; & les ayant soumis à cette vapeur, j'ai obtenu des résultats qui confirment de plus en plus mes premières expériences.

Je priai M. Demeste, médecin, & habile anatomiste, de vouloir bien m'aider dans ces expériences, auxquelles concoururent M. le marquis d'Aoust & M. de Romé de l'Isle.

Je préviens ceux qui voudront les répéter, qu'il faut être dans le *bacq* (*k*), à côté d'une cuve en fermentation, pour les bien faire, à cause de la quantité d'acide méphitique, dit *air fixe*, qu'il faut employer. Je remarquai aussi qu'étant restés plus de trois heures dans l'atmosphère acidulée de la brasserie, quelques-uns de nous ressentirent les effets d'une espèce d'ivresse, qui se dissipa aussitôt qu'ils eurent respiré de l'alkali volatil.

L'acide méphitique ou *air fixe*, dont nous avons fait usage dans la plus grande partie de ces expériences, étoit assez actif pour faire périr un moineau en quinze secondes.

(*k*) Le *bacq* est l'aire sur laquelle on laisse refroidir la décoction d'orge & de houblon, avant de l'introduire dans la cuve où elle doit fermenter.

Effets de l'acide de la fermentation vineuſe ſur les amphibies.

La grenouille eſt peut-être de tous les animaux, celui qui réſiſte le plus long-temps à l'action délétère de l'acide qui ſe dégage durant la fermentation vineuſe ; cela vient, à ce qu'il paroît, de ce que cet animal étant amphibie, il ne lui faut pas une auſſi grande quantité d'air pour exiſter.

Nous avons obſervé que les grenouilles qui tenoient leurs bouches fermées dans l'atmoſphère acide de la cuve, y ſubſiſtoient beaucoup plus long-temps que celles dans la bouche deſquelles j'avois introduit un petit rouleau de papier, pour les forcer à la tenir ouverte, & à recevoir cette vapeur acide dans leurs poumons.

Trois grenouilles ayant été miſes dans un grand bocal de verre où l'on verſa de l'acide méphitique de la fermentation vineuſe, une d'elles tint ſa bouche ouverte, avala rapidement de cet acide, gonfla un peu, puis fut agitée de mouvemens convulſifs qui lui faiſoient étendre les pattes comme ſi elle eût voulu nager : elle mourut au bout de ſeize minutes.

Une autre qui avoit conſtamment tenu la

bouche fermée, ne manifesta point de convulsions, & ne perdit la vie qu'au bout de vingt minutes.

La grenouille dans la bouche de laquelle j'avois mis un petit rouleau de papier, s'agita très-vivement durant cinq minutes, & périt au bout de dix.

On versoit de l'acide méphitique dans le bocal de quatre minutes en quatre minutes ; & l'on connoissoit que le vase en étoit rempli, quand une lumière s'éteignoit à son orifice ou à côté, par l'acide qui débordoit.

Les grenouilles ayant été ouvertes, nous goûtâmes leurs poumons, auxquels nous trouvâmes une saveur bien plus piquante qu'aux poumons de celles que nous avions ouvertes en même temps toutes vivantes, pour en faire la comparaison ; ceux-ci, après avoir été mâchés, n'imprimoient qu'une saveur légèrement salée ; & ce moyen fut le seul que nous employâmes pour nous assurer de la présence de l'acide volatil dans ce viscère.

Nous trouvâmes aux quatre ou cinq grenouilles que nous avions fait périr dans cette vapeur acide, les poumons distendus & très-dilatés.

Je dois remarquer encore, que je rappelai à

la vie quelques-unes de ces grenouilles tombées dans l'asphyxie, en mettant leur bouche sur quelques gouttes d'alkali volatil fluor, que j'avois répandues sur la table.

Effets de l'acide de la fermentation vineuse sur les insectes.

Après avoir mis un scarabée nasicorne avec une courtilière dans un bocal de verre, & versé sur ces insectes de l'acide méphitique, dit *air fixe*, ces animaux s'agitèrent vivement, puis se débattirent pendant quelques minutes, après lesquelles ils restèrent presque sans mouvement. La courtilière tomba dans l'asphyxie une fois plus vîte que le scarabée nasicorne, qui vécut huit minutes dans cette atmosphère. Pour reconnoître si le scarabée qui ne remuoit plus, pourroit, au moyen d'un stimulant, donner encore quelques signes de vie, on lui brûla les deux pattes de derrière à la chandelle, mais il ne fit aucun mouvement; je le présentai à l'alkali volatil fluor, & le posai sur la table, au bout de quelques minutes il commença à étendre ses pattes; je le présentai de nouveau à l'alkali volatil qui parut le ranimer de plus en plus: enfin l'insecte marcha & reprit en peu de temps toutes ses forces, tandis qu'un autre naſicorne que je n'avois point préſenté à l'alkali volatil, périt ſans retour.

La courtilière, que j'avois retirée du bocal, reſta ſur la table pendant un quart d'heure ſans faire aucun mouvement; c'eſt dans cet état d'aſphyxie que je la préſentai à l'alkali volatil, elle étendit alors ſes pattes; je verſai de l'alkali volatil ſur la table, & j'y poſai la tête de l'animal, un inſtant après l'inſecte s'agita, ſe remua & marcha; il reprit enfin toute ſa vigueur; mais une autre courtilière que je n'avois point expoſée à l'alkali volatil, paſſa de l'aſphyxie à la mort.

Effets de l'acide de la fermentation vineuſe ſur les quadrupèdes.

Un cochon-d'inde femelle ayant été mis dans un bocal de verre, je n'y eus pas plutôt verſé de l'acide méphitique, que l'animal ſe débattit & tomba ſur le côté; trois minutes après la reſpiration devint difficile & très-lente; les inſpirations ſe ſuccédoient de cinq ſecondes en cinq ſecondes: cet état de criſe dura encore une minute, & l'animal ceſſa de vivre; on le laiſſa trois minutes étendu ſur la table: alors quelques mouvemens que nous apperçûmes dans la région du ventre, nous firent ſoupçonner qu'il n'étoit pas mort ; mais après l'ouverture faite, il nous fut aisé de reconnoître que les mouvemens que nous avions remarqués dans le ventre de l'animal, n'avoient été produits que par un fœtus qui s'y trouvoit, & qui s'étoit débattu dans les entrailles de sa mère à l'instant de sa mort.

Une seconde femelle de la même espèce, mais qui n'étoit pas pleine, perdit la vie en trois minutes ; ses poumons, de même que ceux de la précédente, nous parurent un peu acides.

Effets de l'acide de la fermentation vineuse sur les oiseaux.

Ayant mis un poulet dans un bocal de verre, qui fut aussitôt rempli d'acide méphitique ; au bout de vingt-cinq secondes l'animal laissa pencher sa tête : vingt secondes après il bava, & périt en deux minutes.

Nous l'ouvrîmes aussitôt, & nous trouvâmes que le cœur palpitoit encore ; ayant goûté ses poumons, nous reconnûmes que leur saveur étoit beaucoup plus piquante que celle des poumons d'un autre poulet que nous ouvrîmes tout en vie.

Les poumons d'un troisième poulet que nous

avions fait périr très-lentement dans l'atmosphère acide de la fermentation vineuse, nous parurent avoir une saveur encore plus piquante.

Expériences qui prouvent que le vinaigre radical, loin d'être propre à rappeler à la vie les animaux qui sont dans l'asphyxie, fait périr ceux qui, après avoir été exposés à l'acide méphitique de la fermentation vineuse, ont encore la faculté de respirer & de se traîner (l).

Trois oiseaux furent mis dans un bocal où il y avoit de l'acide méphitique ou *air fixe*, puisé dans une cuve d'où l'on venoit de soutirer la bière ; ils y restèrent environ dix minutes sans y perdre la vie : ils s'agitèrent, tombèrent sur le côté, & respirèrent très-difficilement, quoiqu'ils ouvrissent de larges becs. C'est dans cet état de crise que je les retirai, pour les exposer à l'air libre ; ayant mis du vinaigre radical dans

(*l*) Cette expérience a été faite en présence de MM. les marquis d'Aoust & de la Billarderie, de M. le comte de Quitri, & enfin de MM. Demeste, de Romé de l'Isle & Faujas de Saint-Fond.

ma main, j'y préſentai le bec d'un de ces oiſeaux ; il tomba preſque auſſitôt en convulſion, reſpira plus difficilement, & reſta ſur le côté, ſans pouvoir ſe relever : je le reportai une ſeconde fois au vinaigre radical, il périt quelques minutes après. Cependant le ſecond oiſeau auquel je n'avois rien préſenté depuis la ſortie du bocal, ſe traînoit lentement ſur ſes pattes ; voyant qu'au bout de vingt minutes il n'avoit pas acquis plus de force, & qu'il étoit dans une eſpèce de paralyſie, je le préſentai à l'alkali volatil, il ſecoua la tête, battit des ailes & ſe redreſſa : je lui fis ſentir une deuxième & une troiſieme fois de l'alkali volatil, il reprit toutes ſes forces, je le remis en cage, & il ſe porte bien.

Ayant laiſſé le troiſième oiſeau expoſé à l'air libre, il y vécut douze heures dans une eſpèce de paralyſie qui ne lui permettoit de ſe mouvoir que ſur le côté ; cet état de langueur fut ſuivi de la mort.

Il réſulte de ces expériences, 1° que parmi les animaux, les amphibies ſont ceux qui vivent le plus long-temps dans l'atmoſphère acide de la fermentation vineuſe, enſuite les inſectes, les quadrupèdes & les oiſeaux ; 2° que plus ces derniers ſont petits, plus ils périſſent promptement; 3° enfin que l'acide du vinaigre ne peut être employé comme antidote de la vapeur acide qu'on a désignée sous les noms de *gas* & d'*air fixe*.

L'expérience suivante est une nouvelle preuve que l'acide du vinaigre, qui a été recommandé comme très-salutaire dans les asphyxies, ne peut y remédier.

Prenez deux grands bocaux de verre d'égale grandeur, & après les avoir remplis de l'acide méphitique de la fermentation vineuse, (ce que vous reconnoîtrez par l'extinction d'une lumière à leur orifice) mettez dans l'un des bocaux *A* de l'alkali volatil fluor, & dans le second *B* du vinaigre radical ou autre. Bouchez exactement les deux bocaux à l'aide de vessies mouillées, que vous y assujettirez avec une ficelle. Agitez circulairement l'un & l'autre bocal pour accélérer la combinaison; une vapeur se manifeste aussitôt dans le bocal *A*, & la dépression de la vessie indique le vide formé par la combinaison de l'acide méphitique avec l'alkali. Après la même agitation circulaire, on ne remarque aucun changement ni dans l'intérieur du bocal *B*, ni à la vessie fixée à son orifice. Débouchez alors les bocaux, l'air atmosphérique remplit aussitôt le vide formé dans le bocal *A*, & une lumière y peut être plongée jusqu'au fond sans s'éteindre, tandis qu'une autre lumière s'éteint à l'orifice du bocal *B*, tout aussi promptement qu'avant d'y avoir introduit le vinaigre. Cet acide laisse donc à l'air méphitique ou vicié, toute sa malignité.

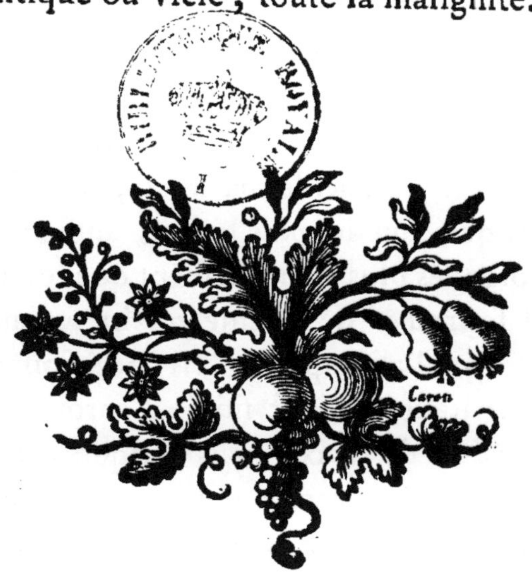

II.

EFFETS des acides minéraux volatils ſur les hommes.

LES acides volatils affectent le poumon de différentes manières, & en général il paroît que plus ils ſont légers, plus leur action eſt rapide & dangereuſe ; l'acide marin eſt, après l'acide méphitique, un des plus légers, auſſi affecte-t-il les organes plus promptement que les autres.

S'il ſe trouve de l'acide marin fumant répandu dans l'atmoſphère, il occaſionne une légère irritation qui eſt ſuivie d'enrouement & d'extinction de voix ; mais lorſque cet acide pénètre en plus grande quantité dans le poumon, il ſurvient un crachement de ſang qui peut être ſuivi de la mort.

Il ne faut que reſpirer de l'alkali volatil au moment qu'on s'eſt apperçu de ces vapeurs, pour en faire ceſſer le danger; car de l'union de l'acide avec l'alkali, réſulte un mixte qui n'a plus rien de corroſif.

On ne ſauroit trop auſſi ſe mettre en garde contre les vapeurs de l'acide nitreux fumant, comme le prouve le fait ſuivant.

Deux phyficiens répétant une expérience où cet acide entroit en affez grande quantité, au moment où l'un d'eux crut devoir déboucher un des récipiens, il en fortit une vapeur d'acide nitreux fi abondante & fi active, qu'ils reffentirent une commotion femblable à celle que produit l'électricité. Cette vapeur ayant en un inftant rempli le laboratoire, ils furent contraints de fe retirer avec une fièvre confidérable : cette irritation, que l'ufage de l'alkali volatil eût fait ceffer prefque fur le champ, ne fit qu'augmenter, par l'emploi du vinaigre, qui fut alors adminiftré au point, que l'un d'eux a été contraint de garder le lit plufieurs jours, avec la fièvre & le tranfport au cerveau.

Obfervations fur les Moufettes acides.

Les moufettes (*m*) qui ne font point inflammables (*n*), ne font qu'un acide volatil, fem-

(*m*) On défigne fous le nom de *moufettes*, des vapeurs invifibles & fuffocantes qu'on trouve dans quelques fouterrains; les unes font acides, les autres inflammables.

(*n*) Les *moufettes* inflammables ne prennent feu que lorfqu'elles ont le contact d'un corps enflammé, & elles détonnent alors avec un bruit plus ou moins confidérable; ces moufettes me paroiffent être un phofphore volatil dégagé du fer ou du zinc par l'acide vitriolique.

blable à celui qui ſe dégage durant la fermentation vineuſe, telle eſt celle de la *Grotte du Chien* près de Naples. Si l'on met ſur le ſol de cette grotte un vaſe avec de la teinture de tourneſol, elle y rougit preſque auſſitôt; en mettant dans un autre vaſe de l'huile de tartre par défaillance, il s'y forme en peu de temps des criſtaux qui ſont ſemblables à ceux produits par l'acide de la fermentation vineuſe combiné avec ce même alkali.

L'identité démontrée de ces acides volatils, me fait adopter pour les déſigner, le nom d'*acide méphitique*, qu'on peut ſubſtituer à celui d'*air fixe*.

Lorſqu'il n'y a pas un courant d'air dans un ſouterrain, l'air qui s'y rencontre ne tarde pas à s'altérer, tant par le feu des lampes ou autres lumières qu'on y entretient, que par la reſpiration des hommes qui s'y trouvent raſſemblés: alors les lumières languiſſent, & dans ce cas, on n'avoit pas trouvé de meilleur parti à prendre, que de quitter ces lieux; mais on peut y reſter en y introduiſant de nouvel air, ou en y répandant de l'alkali volatil, pour neutraliſer la vapeur; il y auroit de l'humanité à donner à chaque mineur un flacon de cet alkali.

Lorſqu'on entretient beaucoup de lumières dans un lieu (*o*) où ſe raſſemblent un grand nombre de perſonnes, tel que nos ſalles de ſpectacles, &c. ce lieu ne tarde pas à devenir mal-ſain, ſi l'on n'a pas ſoin d'y introduire un ou pluſieurs courans d'air. Deux cauſes concourent à vicier l'air en cet endroit: la première eſt l'acide volatil ou méphitique qui ſe dégage des corps enflammés, lequel n'eſt autre choſe que l'acide même de l'air modifié par ſon union avec le phlogiſtique des corps en combuſtion: la ſeconde cauſe de la dépravation de l'air, eſt l'acide qui ſort des poumons durant l'expiration, lequel n'eſt auſſi que l'acide de l'air modifié & devenu méphitique, comme celui qui ſe dégage de la fermentation vineuſe. S'il arrivoit donc que quelques perſonnes tombaſſent en ſyncope dans ces mêmes endroits, il faudroit oppoſer l'alkali volatil à l'action de l'acide méphitique, & on les rappelleroit beaucoup plus aiſément à la vie, en leur faiſant reſpirer de cet alkali, qu'en leur

(*o*) L'huile, la chandelle, la bougie, les graiſſes occaſionnent le même effet en brûlant, qui eſt de décompoſer l'air qui ſert d'aliment à la flamme que ces corps produiſent.

préſentant du vinaigre ; car la ſyncope n'eſt qu'un commencement d'aſphyxie, état dans lequel tout acide eſt plus nuiſible qu'avantageux.

Lorſqu'on ouvre les foſſes d'aiſance, il en ſort ſouvent une vapeur méphitique (*p*), quelquefois inflammable (*q*), qui ſuffoque les vidangeurs : ils tombent dans l'aſphyxie, & ils n'en reviennent qu'après avoir été expoſés à l'air libre, & après qu'on leur a fait prendre de l'eau-de-vie : mais je penſe que l'alkali volatil ſeroit encore plus efficace en pareil cas.

M. le comte de Lacepede, m'a dit qu'ayant obſervé que le fluide électrique avoit une très-grande analogie avec les acides, il avoit eſſayé de rappeler à la vie, par le moyen de l'alkali volatil, des oiſeaux auxquels il avoit fait éprouver une commotion électrique aſſez forte pour leur ôter toute apparence de vie. Les expériences qu'il a faites en conſéquence ayant

---

(*p*) La matière ſtercorale des hommes contient un foie de ſoufre phoſphoriqne auquel elle doit ſon odeur. Le foie de ſoufre phoſphorique décompoſé par un acide, produit des vapeurs inflammables. *Voyez* mes *Élémens de Minéralogie, vol. I, pag. 48.*

(*q*) Les ventoſités qui ſe forment dans le ventre, & qui en ſortent avec éclat, ſont inflammables.

été ſuivies de quelques ſuccès, j'ai cru devoir les répéter ſur un grand nombre d'oiſeaux, tels que moineaux francs, verdiers, &c. & j'ai vu qu'elles pouvoient mener à des vérités nouvelles. Mais ces expériences étant encore en trop petit nombre & trop incomplètes pour en pouvoir déduire rien de poſitif, je me propoſe de les reprendre & de les ſuivre ſur un plus grand nombre d'animaux de différentes eſpèces. J'invite, en attendant, les phyſiciens plus verſés que moi dans l'électricité, à s'occuper de cet objet ſi intéreſſant pour la vie des hommes, vu l'identité reconnue entre les phénomènes électriques & ceux de la foudre; je profiterai avec reconnoiſſance des obſervations qu'on voudra bien me communiquer à ce ſujet.

III.

*EXPÉRIENCES propres à faire connoître que la vapeur qui émane des charbons embrasés est un acide méphitique, semblable à celui qui se dégage durant la fermentation vineuse, & qu'on a désigné sous le nom d'*air fixe.

LES hommes & les animaux qui se trouvent dans une atmosphère où il y a du charbon embrasé, sans qu'il y ait un courant d'air, ne tardent pas à tomber dans l'asphyxie. J'ai moi-même été dans l'opinion, que l'acide du vinaigre pouvoit remédier à cet état; mais dès 1772, lorsque j'eus découvert que ce qu'on nommoit *air fixe, air méphitique*, n'étoit qu'un acide volatil, je vis bien que ce n'étoit point l'acide du vinaigre, mais l'alkali volatil qu'il falloit employer en pareil cas, & les expériences que j'ai faites depuis pour m'en assurer, n'ont fait que me confirmer de plus en plus la vérité de ce sentiment.

Une des raisons qui m'ont déterminé à publier ces obſervations ſur les effets funeſtes de la vapeur du charbon, c'eſt que les médecins les plus inſtruits qui ont écrit ſur cette matière, ne me paroiſſent point avoir connu la nature de cette vapeur : quelques-uns même (comme on le voit à la *page 198*, *Partie IV*, des détails ſur les *Nöyés*, par M. Pia, pour 1775), n'ont pas héſité d'attribuer ſes effets *à une puiſſance infernale*. On trouve à la *page 263* du même ouvrage, une obſervation du docteur Banau, conçue en ces termes : » Si l'*air fixe* n'eſt qu'un » acide, il ſemble naturel de croire qu'on » pourra remédier aux aſphyxies, en faiſant » avaler aux aſphyxiques une liqueur légère- » ment alkaline. » Mais il y a lieu de préſumer que M. Banau n'avoit pas une exacte confiance en ce qu'il écrivoit, puiſqu'il ne fit point uſage d'alkali, mais de vinaigre, dans les ſecours qu'il adminiſtra dans ce même temps aux perſonnes ſuffoquées par la vapeur du charbon.

Il réſulte de l'analyſe des charbons, dont j'ai préſenté les réſultats dans mes *Élémens de Minéralogie*, que ce produit des ſubſtances végétales modifiées par le feu, eſt une eſpèce de ſoufre compoſé d'acide phoſphorique, de terre abſorbante, d'un peu de fer, & d'une matière produite par de l'huile brûlée, qui lui donne une couleur noire ; lorſqu'il a dans l'air libre le contact d'un corps enflammé, il ne tarde pas à s'embraſer, & dès-lors il ſe décompoſe en répandant dans l'atmoſphère un acide (*r*) ſurchargé de matière inflammable ; s'il n'y a point de courant d'air dans l'endroit où l'on a allumé de la braiſe (*ſ*) ou du charbon, l'air de ce lieu ſe décompoſe, ce qui paroît être l'effet de la grande quantité d'acide volatil ou ſurchargé de phlogiſtique qui ſe dégage du charbon, & de la combinaiſon du principe inflammable de ce même charbon avec l'acide de l'air ; or cette union ne peut ſe faire ſans rompre l'équilibre des parties conſtituantes de l'air, dont l'eau ſe ſépare au même inſtant.

J'ai rapporté dans mes *Élémens de Minéralogie* (*t. II, p. 379 & 380*), des expériences qui font connoître que l'air eſt compoſé d'eau,

---

(*r*) Cent livres de charbon contiennent environ quatre-vingt-dix-huit livres d'acide phoſphorique, puiſqu'elles ne fourniſſent pas deux livres de cendres. Les charbons minéral & animal étant embraſés, répandent de même dans l'atmoſphère un acide méphitique ; ils ne diffèrent du charbon végétal, qu'en ce qu'ils contiennent beaucoup plus de terre.

(*ſ*) On nomme *braiſe* le charbon en partie décompoſé ; elle eſt légère & très-friable.

d'acide phoſphorique & de principe inflammable ; on y voit auſſi qu'un moyen d'empêcher les vapeurs acides du charbon de devenir mortelles, étoit de mettre bouillir de l'eau ſur ces charbons ; la raiſon de ce phénomène, eſt qu'il ſe forme alors par l'union de l'acide dégagé des charbons avec l'eau réduite en vapeurs par l'ébullition, de nouvel air, lequel remplace celui de l'atmoſphère qui a ſervi à entretenir le feu de ces mêmes charbons ; ſi l'on n'a pas pris cette précaution, l'atmoſphère du lieu clos où l'on a brûlé du charbon ne contient plus d'air reſpirable, mais un acide volatil plus peſant que l'air : on peut ſe convaincre de cette vérité, en mettant dans le même lieu des vaſes avec de la teinture de tourneſol; car la couleur rouge que prend alors cette teinture, indique la préſence d'un acide. Cet acide fait auſſi criſtalliſer les alkalis fixe ou volatil qu'on auroit expoſés dans le même lieu, & il forme avec eux, des ſels neutres dont j'ai rendu compte dans mon *Analyſe des Blés*.

Je ſuis porté à croire que c'eſt en pénétrant dans le poumon, que l'acide volatil des charbons embraſés occaſionne l'aſphyxie qu'on éprouve en pareil cas : en effet, j'ai obſervé qu'en mettant de l'alkali volatil dans les naſeaux & dans la gueule des chiens que j'avois ſuffoqués par la vapeur du charbon, ils revenoient preſque auſſi promptement à la vie que les animaux qne j'avois ſuffoqués par la vapeur acide de la fermentation vineuſe.

En liſant avec la plus grande attention le mémoire de M. Harmant, ſur les moyens de rappeler à la vie les perſonnes ſuffoquées par la vapeur du charbon, je n'ai pas vu ſans ſurpriſe que ce célèbre médecin n'eût point fait uſage d'alkali volatil.

M. Portal, dans ſa Diſſertation ſur les effets des vapeurs méphitiques, a très-bien obſervé » que les miaſmes des mouſettes pénétrant dans » le poumon, le ſang s'arrête dans ſes vaiſſeaux » & s'accumule dans ceux de la tête, ce qui » fait périr d'apoplexie ceux qui ſont expoſés à » ces vapeurs : c'eſt au phyſicien, continue-t-il, » à déterminer les qualités des miaſmes qui » corrompent l'air. » Si, comme on n'en ſauroit douter, cette connoiſſance doit nous guider dans la conduite à tenir & dans l'adminiſtration des remèdes convenables aux aſphyxiques, il y a lieu de croire qu'on ne ſera plus eſclave de l'habitude, & qu'ayant reconnu une fois l'acidité de la vapeur méphitique des charbons, on ſubſtituera

ſubſtituera l'uſage de l'alkali volatil à celui du vinaigre, qui dans ces circonſtances eſt plutôt nuiſible qu'avantageux.

Je n'ignore pas que pluſieurs perſonnes ont avancé que l'alkali volatil n'agiſſoit que comme ſtimulant, & que par cette raiſon le vinaigre pouvoit produire le même effet ; mais je crois avoir démontré d'une manière inconteſtable, que dans l'aſphyxie qui, preſque toujours, eſt l'effet d'un miaſme acide, l'alkali volatil agiſſoit non comme ſimple ſtimulant, mais en ſe combinant avec l'acide qui avoit pénétré dans le poumon : j'ai remarqué au contraire, que les remèdes acides employés dans l'aſphyxie, avoient preſque toujours accéléré la mort des animaux ſur leſquels j'en avois fait l'eſſai.

J'ai été aſſez heureux pour rappeler à la vie un homme ſuffoqué par la vapeur du charbon, en introduiſant dans ſes narines une mèche de papier imbibée d'alkali volatil fluor, & en lui faiſant tomber dans la bouche quelques gouttes du même alkali. Quoique je n'aie point eu recours aux aſperſions, je penſe néanmoins qu'on ne doit pas négliger de les employer, ſi l'alkali volatil ne reſtitue point ſur le champ le mouvement à la perſonne ſuffoquée.

Le 10 novembre de l'année dernière (*t*), la veuve Gauffre, âgée de vingt-cinq ans, logée à l'hôtel de Lusignan, rue des Vieilles Étuves Saint-Honoré, étant dans un petit cabinet où il y avoit de la braise allumée, se sentit défaillir ; elle sortit promptement de ce cabinet, & pria qu'on la mît sur son lit. A peine y fut-elle qu'elle perdit connoissance & tomba dans l'asphyxie: ceux qui l'entouroient lui firent avaler du vinaigre, lui en mirent sur les tempes & sous le nez ; on lui fit avaler de plus, mais sans succès, une assez grande quantité d'eau des Carmes, & d'une autre eau spiritueuse, à la faveur d'une dent cassée qui permit l'introduction de ces liqueurs. Après avoir ainsi resté plus de deux heures sans donner aucun signe de vie, un médecin ordonna la saignée; le chirurgien alloit la faire, lorsque M. le marquis d'Espagne qui survint, l'en empêcha, & dit qu'il falloit avoir recours à l'alkali volatil fluor de M. Sage. Son avis fut écouté; on courut chez M. Cadet, apothicaire, rue Saint-Honoré, lequel envoya son associé avec un

(*t*) Voyez la Gazette de France, du vendredi 21 novembre 1777, & le Journal historique de Genève, du 20 novembre, page 296.

flacon d'alkali volatil. A peine eut-on introduit dans le nez de l'aſphyxique une mèche de papier imbibée d'alkali volatil, que cette femme fit un mouvement, ouvrit les yeux & reſpira. Une pareille mèche ayant été introduite dans l'autre narine, la malade ſe mit ſur ſon ſéant; on lui fit avaler environ vingt gouttes du même alkali dans de l'eau froide : alors la connoiſſance & la parole lui revinrent.

Le chirurgien, qui n'avoit été que ſpectateur de ce traitement, fit ôter cette femme de deſſus ſon lit, la fit mettre à terre, & lui jeta de l'eau froide au viſage & ſur la poitrine : elle s'écria qu'on vouloit donc la faire périr. M. Crône, aſſocié de M. Cadet, repréſenta que cette femme ayant toute ſa connoiſſance, n'avoit pas beſoin d'aſperſion : comme elle étoit tremblante de froid, on l'eſſuya; & après lui avoir fait changer de linge, on la mit dans ſon lit qu'on avoit baſſiné. Il étoit neuf heures du matin lorſqu'elle tomba dans l'aſphyxie; trois heures s'étoient écoulées en vaines tentatives pour la rappeler à la vie, juſqu'au moment où l'on fit uſage de l'alkali volatil : elle fut en état de ſe lever le ſoir, ſe plaignant alors d'un violent mal de tête; le chirurgien lui mit ſur le front un linge mouillé,

& lui fit mettre les pieds dans l'eau. Elle en reçut quelque ſoulagement ; mais ſon mal de tête ne fut entièrement diſſipé qu'après une légère ſaignée du bras qui lui fut faite quelques jours après.

Je paſſe ſous ſilence pluſieurs exemples récens de l'efficacité de l'alkali volatil fluor dans les aſphyxies, l'apoplexie, &c. dont on a rendu compte à M. le Lieutenant général de police, & dont quelques-uns ont été conſignés dans les papiers publics, pour ne citer que le fait ſuivant, arrivé à Paris le 2 janvier de cette année (1778).

La portière de M. Chanorier, receveur général des finances, ayant été ſuffoquée par la vapeur du charbon, on eut recours à l'eau & au vinaigre; mais cette femme ne donnant aucun ſigne de vie, les autres domeſtiques allèrent dire à la mère de M. Chanorier que ſa portière étoit morte : cette dame apprenant que l'on attribuoit cet accident à la vapeur du charbon, deſcendit ſur le champ, & n'eut pas plutôt fait mettre deux mèches de papier imbibées d'alkali volatil dans les deux narines de l'aſphyxique, que cette femme revint à la vie ſans reſſentir aucune douleur de ſon état précédent.

M. de Calonne, intendant de Metz, m'a dit que ſur la nouvelle qu'il avoit reçue, qu'une femme ſuffoquée par la vapeur du charbon, avoit été rappelée à la vie par le moyen que j'indique, il avoit donné ſes ordres pour que mes expériences fuſſent au plutôt imprimées & répandues dans la province confiée à ſon adminiſtration.

Quant à la manière de faire ceſſer l'effet dangereux de la vapeur du charbon, voici le moyen dont je me ſuis ſervi pour rétablir l'air dans ſon état de pureté. On commence par s'aſſurer de l'état de l'atmoſphère d'un lieu ſuſpect, en y introduiſant la lumière d'une bougie fixée au bout d'un bâton; ſi la lumière s'éteint, c'eſt un indice que l'atmoſphère eſt méphitique ou ſurchargée d'acide; ſi cet acide s'y trouve en moindre quantité, la lumière y languit, & ne répand qu'une lueur pâle & vacillante: mais il faut avoir attention de préſenter cette lumière à différentes hauteurs; car j'ai eu occaſion de remarquer que dans un endroit où il y avoit eu des charbons embraſés, la bougie qui brûloit très-bien lorſqu'elle étoit à un pied du ſol de la chambre (*u*), languiſſoit

(*u*) Cette chambre avoit huit pieds quarrés ſur ſix de hauteur.

dans le milieu, & s'éteignoit à un demi-pied du plafond. C'eſt dans un cas ſemblable que je jetai dans cette chambre une bouteille contenant une once d'alkali volatil fluor, ayant ſoin de refermer auſſitôt la trape que j'avois pratiquée à la porte vitrée : un demi-quart d'heure après j'y portai la bougie; elle y brûla très-bien dans tous les endroits, après quoi j'y entrai ſans éprouver le moindre accident.

I V.

DES NOYÉS.

LES expériences qu'on a faites ſur les noyés, ſemblent démontrer que la ſuffocation n'eſt point produite par l'eau qu'on avale, ni par celle qui s'introduit dans le poumon (*x*), mais bien par le défaut de reſpiration.

Perſonne ne doute aujourd'hui, que l'air qui ſort du poumon par l'expiration, ne ſoit méphitique, c'eſt-à-dire, un acide délétère qui ne mérite plus le nom d'air, puiſqu'il n'eſt plus propre à la reſpiration (*y*); ſi à l'aide d'un

(*x*) Il réſulte des expériences de MM. Daubenton & Vicq d'Azyr, qu'il pénètre un peu d'eau dans la poitrine des noyés: pour le prouver, ils ſubmergèrent des chiens & des lapins dans une eau qui tenoit de l'ocre jaune en ſuſpenſion, & ils en trouvèrent quelques traces dans les poumons.

(*y*) L'air qui ſort du poumon n'étant plus propre à la reſpiration, parce qu'il eſt chargé d'un acide capable de produire l'aſphyxie ou la mort même, ſuivant la quantité de cet air qui a pénétré dans le poumon, ne s'eſt-on pas livré à une méthode plus dangereuſe qu'utile, en recourant à l'inſufflation humaine, pour rappeler à la vie les perſonnes ſuffoquées? Eſt-ce bien

tube on fait paſſer de cet air prétendu dans de la teinture de tourneſol, il la rougit très-

---

à cet air vicié qu'on doit attribuer le ſuccès des expériences dont on a rendu compte dans les papiers publics?

La Gazette de France du vendredi 24 mars 1775, dit : On mande de Lyon « que le ſieur Faiſſole, chirur-
» gien du Roi en cette ville, fut obligé de ſe ſervir du
» forceps pour accoucher une femme qui avoit ſouffert
» pendant deux jours les douleurs de l'enfantement; il la
» délivra d'un enfant ſans mouvement, ſans pouls, qui
» avoit le viſage de couleur violette foncée. Le ſieur
» Faiſſole crut cet enfant mort; il le plongea dans du
» vin tiède animé avec de l'eau-de-vie; il lui ſouffla
» dans la bouche autant d'air que ſes poumons lui en
» purent fournir. Dix minutes s'étant écoulées ſans ſuc-
» cès, il fit reſpirer à l'enfant de l'*eau de Luce* & du
» vinaigre radical, en lui faiſant de légères frictions;
» environ une demi-heure après, il ſortit de la bouche
» de cet enfant beaucoup d'eau écumeuſe, on lui ſentit
» quelques battemens de cœur; & au bout de trois
» quarts d'heure, il ſe mit à crier. »

La réuſſite de cette expérience ne prouve rien en faveur de l'inſufflation, puiſqu'on fit uſage en même temps de vin, d'eau-de-vie, d'eau de Luce & de vinaigre. On voit d'abord que l'aſphyxie a réſiſté à l'épreuve des deux premiers moyens, & que ce n'eſt qu'après avoir reſpiré de l'eau de Luce & du vinaigre radical, que l'enfant a commencé à donner des ſignes de vie. Mais j'ai prouvé ci-deſſus que le vinaigre radical étoit plus nuiſible qu'avantageux aux ſuffoqués; il y a donc

promptement, ce qui manifeſte l'acidité de cet air méphitique ; en conſéquence, il me ſem-

---

lieu de préſumer que l'alkali volatil ſeul a produit l'heureux effet qu'on attribue à l'inſufflation.

Il eſt vrai que M. Portal, dans ſon Rapport à l'Académie royale des Sciences, ſur les ſuffoqués, dit avoir fait ceſſer l'aſphyxie d'un enfant qui n'avoit encore donné aucun ſigne de vie, en lui ſoufflant ſimplement dans la bouche à l'aide d'un *tuyau de pipe ;* & tout récemment (le 31 juillet dernier) M. Giraud de la Chauvennière, chirurgien-accoucheur à Fontenay-le-Comte, vient, par un procédé peu différent, de rappeler à la vie un enfant mis au monde avec toutes les apparences de la mort ; mais les glaires qui rempliſſoient les bronches du premier enfant, & qu'il rendit après l'inſufflation de M. Portal, n'indiquent-elles pas une aſphyxie d'un autre genre, cauſée par un engorgement que le ſouffle animal a pu faire ceſſer, ſans en devenir plus propre à la reſpiration ? Quant au ſecond enfant, M. Giraud, après avoir mis en uſage l'inſufflation qui, comme il l'avance lui-même, ne procura que de légers ſignes de vie, ne fut-il pas obligé d'avoir recours à un autre expédient ? « L'enfant, dit-il, reſta plus d'une » heure dans l'aſphyxie, dont il revint peu à peu par » l'irritation que j'excitai dans les bronches avec de » l'eau-de-vie, que je mettois dans ma bouche & que » je lui ſoufflois de loin au viſage ; par-là les particules » d'eau-de-vie ſe joignant à l'air, lui furent conjointe» ment inſpirées, &c. »

Il réſulte de tout ceci que l'inſufflation, ſi elle réuſſit

ble qu'on pourroit expliquer de la manière ſuivante, la cauſe de l'aſphyxie des noyés : la portion d'air reſtée dans leur poumon venant à s'y décompoſer, l'acide méphitique qui en réſulte fait ceſſer les fonctions de ce viſcère ; de-là l'aſphyxie qui, comme je l'ai démontré dans les obſervations précédentes, eſt également produite par l'acide méphitique de la fermentation vineuſe & par la vapeur qui ſe dégage du charbon embraſé : dans ces différens cas c'eſt toujours un acide qui en pénétrant le poumon, arrête les fonctions de ce viſcère ; il eſt donc évident que l'alkali volatil en ſe combinant avec cet acide, doit le neutraliſer & former un mixte qui n'a plus rien de malfaiſant ; l'accès de l'air extérieur ne trouvant plus alors aucun obſtacle, le ſpaſme occaſionné par l'acide qui avoit pénétré dans le poumon, doit ceſſer au même inſtant ; c'eſt pourquoi je ne crains point d'avancer, que loin de regarder l'alkali volatil comme un acceſſoire dans le traitement des noyés, il doit être employé comme le premier & le principal remède,

---

quelquefois, n'eſt pas toujours efficace dans les cas d'aſphyxie, & que ſouvent, loin de faire ceſſer le ſpaſme, elle doit au contraire l'augmenter.

ainſi que paroît l'avoir penſé le citoyen reſpectable (M. Pia) qui a répandu parmi nous, les moyens de rappeler à la vie les noyés (z).

Voici un exemple récent de l'efficacité de l'alkali volatil dans le cas dont il s'agit. Le 20 juillet de l'année dernière (1777), un homme ivre ayant apperçu des perſonnes en ſcaphandre (*aa*) dans la Seine, au-delà de l'Hôpital, crut pouvoir, à leur imitation, entrer & marcher dans l'eau, ſoit qu'il s'imaginât que l'eau n'étoit point profonde en cet endroit, ou qu'il crût ſavoir aſſez bien nager pour s'en tirer : quoi qu'il en ſoit, ôter ſes habits & ſe mettre à l'eau fut l'affaire d'un inſtant; on eut beau lui crier de prendre garde à lui, il n'en tint compte, & s'applaudiſſoit de ſes ſuccès tant qu'il eut pied; mais bientôt le courant l'entraînant, il diſparut : ce ne fut que quelques

(z) L'*eau-de-vie camphrée animée* que l'on trouve dans la boîte pour les noyés, de M. Pia, eſt faite avec une pinte de bonne eau-de-vie, une demi-once de camphre, & une once d'eſprit volatil de ſel ammoniac, préparé par la chaux éteinte.

(*aa*) Le *ſcaphandre* eſt un habillement à l'aide duquel on peut marcher & faire divers mouvemens dans l'eau ſans crainte d'être ſubmergé. C'eſt un corſet fait de liége piqué & recouvert de toile.

minutes après qu'on vit ſes pieds à la ſurface de l'eau, & il diſparut de nouveau : il y avoit plus de vingt minutes qu'il étoit ſubmergé, quand un batelier le tira de l'eau, ſans mouvement, ſans pouls, les yeux ouverts & immobiles. Une des perſonnes (*bb*) qui nageoient à l'aide du ſcaphandre, ſe rendit au batelet, introduiſit de l'alkali volatil dans les narines du noyé, & lui en verſa quatre ou cinq gouttes dans la bouche; auſſitôt cet homme fit une grande expiration, rejeta une eau écumeuſe, & dit en ſe redreſſant, *je me porte bien.* C'étoit un artiſan; le batelier le voyant debout, dit : *j'aurois bien dû le porter au corps-de-garde, tandis qu'il étoit noyé, j'aurois gagné un louis;* l'autre ayant repris ſes habits, crut à ces mots qu'on vouloit le faire mettre en priſon; il eut bientôt ſauté du batelet à terre, & prit la fuite en courant.

Dans la quatrième partie des Détails ſur les Noyés, publiés par M. Pia, pour l'année 1775, *p.* 152, il eſt dit que M. Midfort, chirurgien Anglois, rappela à la vie, une jeune femme qui s'étoit noyée dans la Tamiſe, en

(*bb*) M. Gautherot, maître de muſique de S. A. S. madame la ducheſſe de Chartres.

lui faiſant ſentir de l'alkali volatil, & en lui verſant dans la bouche, un mélange de ce même eſprit volatil & d'eau, ce qui la mit bientôt en état de parler; peu de temps après elle retourna chez elle en caroſſe.

Voulant déterminer s'il étoit poſſible de rappeler à la vie les noyés, par le ſeul uſage de l'alkali volatil; j'ai noyé des quadrupèdes, & j'ai reconnu que par le moyen ſeul de cet alkali ils ne tardoient pas à revenir à la vie.

Ces expériences ont été faites ſur des lapins (*cc*) que je noyois en les tenant par les pattes (*dd*); ils ſe débattirent beaucoup dans les premiers inſtans, mais quelques minutes après ils ne donnoient plus aucun ſigne de vie. Ayant ainſi noyé deux de ces animaux, il ſortit de leur bouche une liqueur mouſſeuſe, blanchâtre, qui nagea ſur l'eau; les ayant alors retirés je les mis ſur une ſerviette, où ils ne donnèrent aucun ſigne de vie; mais à

(*cc*) Mgr. l'évêque d'Agde, M. Couſin, de l'Académie des Sciences, & pluſieurs autres perſonnes, étoient dans mon laboratoire, lorſque je fis l'une de ces expériences.

(*dd*) Il ne faut pas les tenir par les oreilles, car de cette manière, il pourroit arriver que ces animaux vinſſent à périr en ſe débattant dans l'eau.

peine leur eus-je verſé quelques gouttes d'alkali volatil dans la bouche & leur en eus-je frotté les narines, qu'ils firent un petit mouvement : je leur mis alors ſous le nez de l'alkali volatil, auſſitôt ils remuèrent les pattes, les étendirent, ouvrirent les yeux, ſecouèrent la tête & ſe redressèrent ; je leur introduiſis de nouveau dans la bouche, un peu d'alkali volatil & d'eau, mais comme ils grelotoient, je les mis dans des ſerviettes, où ils ne tardèrent pas à ſe ranimer, & bientôt après ils coururent.

J'ai répété cette expérience ſur d'autres lapins, & elle a été ſuivie du même ſuccès ; mais je dois avertir ici qu'il faut éviter de leur verſer dans la bouche, une trop grande quantité d'alkali volatil ; car alors il cautériſe au point d'avoir même cauſé la mort d'un de ces animaux que j'avois rappelé à la vie, & auquel j'avois enſuite fait prendre une trop forte doſe de cet alkali.

D'après ces expériences, je penſe qu'on devroit commencer le traitement des noyés, par leur mettre de l'alkali volatil dans les narines, à l'aide de deux mèches de papier, & par leur introduire dans la bouche, douze à quinze gouttes de ce même alkali volatil dans de l'eau ; ſi la connoiſſance & le pouls ne revenoient pas à cette première tentative, il faudroit la réitérer, & paſſer enſuite aux moyens indiqués par M. Pia & les autres amis de l'humanité qui ont écrit ſur cet objet. Le mouvement, les frictions avec des flanelles chaudes, l'*eau-de-vie camphrée animée* qu'on fait prendre en boiſſon, la ſaignée, &c. ſont autant de moyens qu'on doit alors mettre en uſage ; il faut ſur-tout beaucoup de patience; car il s'eſt trouvé des noyés qui n'ont donné des ſignes de vie qu'au bout de pluſieurs heures, pendant leſquelles on n'avoit pas diſcontinué de les frotter & d'eſſayer de les ranimer par les ſtimulans dont je viens de parler.

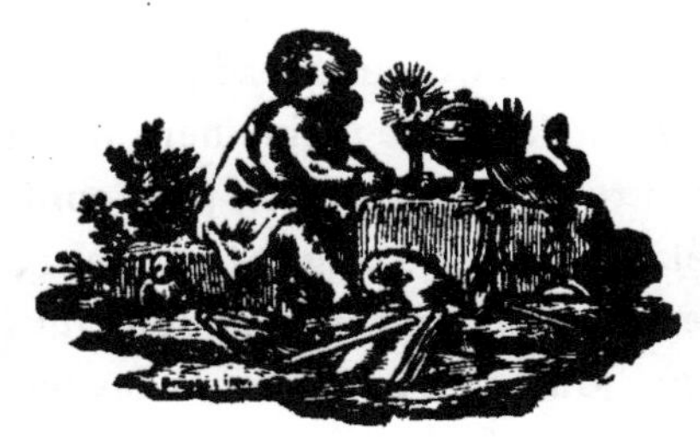

V.

DU VENIN DE LA VIPÈRE.

LE venin de la vipère eſt corroſif (*ee*), ſa couleur eſt ſemblable à l'huile que l'on retire des amandes douces ; il eſt renfermé dans des véſicules qui ſe trouvent ſous les dents du reptile lorſqu'il les a redreſſées pour mordre. La véſicule étant alors comprimée, le venin coule

(*ee*) M. Duverney & le docteur Areskine ayant délayé dans de l'eau chaude du venin de vipères, ne craignirent point d'en goûter en en mettant ſur le bout de leur langue; ils convinrent qu'il faiſoit éprouver une ſaveur âcre & brûlante, comme ſi la langue eût été appliquée ſur quelque corps bouillant; cette ſenſation incommode ſe diſſipa en deux ou trois heures. M. Areskine, continue le docteur Mead, m'a dit qu'un d'eux crut ne pouvoir ſatisfaire pleinement ſa curioſité qu'avec une goutte de venin un peu plus conſidérable, & qu'il ne délaya point. Sa langue ſe tuméfia, & fut attaquée d'une légère inflammation, qui ne fut guérie qu'au bout de deux jours; & ce furent là les ſeuls inconvéniens qui ſuivirent ſa hardieſſe. *Eſſai du docteur Mead ſur la Vipère*, édition françoiſe, *page 78*.

Cartheuſer, dans ſa Matière médicale, dit d'après Redi, que le venin de la vipère eſt ſemblable par la couleur & le goût, à l'huile d'amande douce.

dans

dans la dent & s'insinue par une petite fente longitudinale qu'on remarque à l'extrémité de la courbure externe de cette dent.

Les expériences rapportées par François Redi, dans l'ouvrage intitulé *Experimenta circa varias res naturales*, nous apprennent que le venin de la vipère ne fait aucun mal étant pris en boisson, même en grande quantité. Cet auteur rapporte qu'un de ces hommes qui s'occupent à ramasser des vipères, nommé *Jacob Sozzi*, prit devant une assemblée de savans, une cuillerée du venin de vipère, sans en être incommodé ; il but aussi du vin dans lequel il avoit reçu le venin de plusieurs vipères irritées sans en ressentir aucun mauvais effet.

François Redi répéta à peu près les mêmes expériences ; ayant plongé dans un verre d'eau quatre têtes de vipères encore à demi vivantes, dont il avoit gratté avec une lancette, les chairs des lèvres & du palais, il partagea en deux ce breuvage dégoûtant, & en donna une partie à un bouc, l'autre à un canard, sans que le venin parût agir sensiblement sur ces animaux.

Nous savons par expérience, que bien des choses qui, prises intérieurement par la voie de la déglutition, ne caufent aucun mal, deviennent des poifons violens quand, étant reçues par quelque incifion ou par le déchirement des vaiffeaux de la peau, elles pénètrent immédiatement dans le fang.

Cartheufer rapporte dans fa Matière médicale, que des bleffures faites avec des traits chargés de fuc d'ellébore noir font mortelles, quoique la décoction de cette même plante prife intérieurement lâche feulement le ventre, & qu'elle ne produife aucun mauvais effet par fon ufage continué.

M. de Paw dit, au fujet des flèches empoifonnées dont fe fervent les Américains de l'Orenoque : « Le Sauvage qui veut fe fervir » de ces traits empoifonnés a foin de les mouil- » ler de fa falive, en les portant à fa bouche » fans crainte; car le poifon dont ils font ar- » més n'agit que lorfqu'il eft mêlé au fang, » où il occafionne une coagulation fubite; » l'animal bleffé tombe mort plus précipitam- » ment que fi on lui avoit feringué dans les » veines, un jet d'eau-forte, qui a auffi la » qualité de faire fermenter & grumeler le » fang jufque dans les oreillettes du cœur, » en moins de deux minutes : on conçoit après » cela qu'il n'y a aucun danger à manger du

» gibier tué avec ces flèches envenimées. » *Recherches philosophiques sur les Américains, tome II, page 244 & suiv.*

Les acides qui, pris intérieurement en petite quantité, sont souvent utiles, troublent violemment l'économie animale, & causent même la mort lorsqu'ils passent immédiatement dans le sang ; si l'on en seringue quelques gouttes dans les veines d'un animal, il tombe en convulsions presque sur le champ, & sa mort suit de près.

M. Mead rapporte, qu'après avoir obtenu sur une lame de verre, du venin de vipères qu'il avoit irritées, & auxquelles il avoit fait mordre quelque chose de dur, il l'examina au microscope ; qu'il y apperçut d'abord quelques particules salines qui flottoient avec beaucoup de rapidité dans la liqueur ; qu'au bout de quelque temps, elles se convertirent en cristaux extrêmement pointus & très-minces, sur lesquels on remarquoit des espèces de nœuds ; que ces cristaux avoient de la transparence & rougissoient la teinture de tournesol (*ff*), mais qu'ils ne faisoient éprou-

(*ff*) Voici, suivant les auteurs de la Matière médicale, ce que dit de ces expériences M. James, ou

ver aucune altération à la teinture bleue de violettes. Cette dernière particularité se rencontre dans l'acide marin volatil ou méphitique, qui, comme on sait, rougit la teinture de tournesol sans altérer celle de violettes.

Lorsque la vipère mord, elle introduit dans la plaie son venin, qui s'insinuant dans les vaisseaux coagule peu à peu le sang, inter-

---

plutôt M. Mead, qu'il ne fait qu copier, comme il l'avoue lui-même. » J'ai fait plusieurs essais avec cette » liqueur à dessein de connoître à quelle classe de sels » ces cristaux appartiennent ; & ce n'a pas été sans dif- » ficulté, vu la petite quantité de liqueur & les risques » dont ces sortes d'expériences sont accompagnées, » que je suis venu à bout de découvrir qu'ils rougissent » la teinture de tournesol, de même que les acide. Je » n'ai pas si bien réussi dans le mélange que j'ai fait de » cette liqueur avec le sirop violat : il m'a semblé ce- » pendant qu'elle lui a donné une couleur rougeâtre ; » mais je suis pleinement convaincu qu'elle ne l'a point » teint en vert, comme elle l'auroit dû faire, pour peu » qu'elle eût été alkaline. Ceci doit suffire pour faire » sentir la fausseté du sentiment de ceux qui sans le se- » cours d'aucune expérience, & seulement pour ap- » puyer une hypothèse qu'ils ont follement embrassée, » ont annoncé que le venin de la vipère est un alkali, & » qu'on y doit remédier par les acides. » *Suite de la Matière médicale de Geoffroy*, tome XII, page 38 & suivantes.

rompt la circulation, & la mort ſuit de près ſi l'on n'eſt point ſecouru.

On a remarqué que les petits animaux mouroient beaucoup plus promptement de la morſure de la vipère que les grands, & que ceux qui avoient reçu le poiſon de la vipère même, mouroient encore plus vîte que ceux auxquels on l'avoit introduit par le moyen d'une inciſion. Des poules qui étoient mortes des ſuites de la morſure de la vipère, ont été mangées par des hommes qui n'en furent point incommodés, ce qui s'accorde avec ce que j'ai rapporté ci-deſſus, d'après M. de Paw, du gibier tué avec les flèches empoiſonnées des Américains.

Charas rapporte, *page 68 & ſuiv.* de ſes *Expériences ſur la Vipère*, publiées en 1669, » qu'un gentilhomme fut guéri de la morſure » de ce reptile, par le ſel volatil de vipère » qu'on lui fit prendre intérieurement. » Mais il étoit réſervé à Bernard de Juſſieu de perfectionner cette découverte importante. On trouve parmi les *Mémoires de l'Académie des Sciences* pour l'*année 1747*, la manière dont ce célèbre botaniſte fit uſage de l'alkali volatil ſur une perſonne qui avoit été mordue d'une vipère en trois endroits; ſavoir, au pouce, au doigt index de la main droite, & au pouce de la main gauche : elle ſentit preſque auſſitôt un engourdiſſement dans les doigts, & ils s'enflèrent ; l'enflure gagna les mains, & devint ſi conſidérable, qu'elle ne pouvoit plus fléchir les doigts. M. de Juſſieu fit prendre au malade ſix gouttes d'alkali volatil dans un verre d'eau; on en verſa ſur chaque bleſſure aſſez pour ſervir à les baſſiner & à les frotter ; il étoit alors une heure après midi, & il faiſoit fort chaud ; ſur les deux heures le malade ſe plaignit de maux de cœur & tomba en défaillance ; mais elle ceſſa lorſqu'on lui eut fait prendre une ſeconde doſe d'alkali volatil (*gg*).

Ce même remède fut encore adminiſtré au malade à diverſes repriſes, tant intérieurement qu'extérieurement ; le lendemain les mains n'étant pas déſenflées, on fit une embrocation avec l'huile d'olive dans laquelle on mêla un peu d'alkali volatil. L'effet de ce remède fut ſi prompt, qu'une demi-heure après le ma-

---

(*gg*) Cette ſeconde doſe fut donnée dans du vin, mais lorſqu'on met de l'alkali volatil dans du vin, il ſe combine avec l'acide que contient cette liqueur fermentée ; le vin devient noir, & tient un ſel ammoniac en diſſolution ; il eſt donc à propos de ne faire prendre l'alkali volatil que dans de l'eau

lade pouvoit fléchir librement ses doigts. Il se trouva entièrement guéri au bout de huit jours; l'enflure, l'engourdissement des mains & une jaunisse qui s'étoit montrée le troisième jour sur les deux avant-bras, furent dissipés par l'usage de l'alkali volatil, dont il prenoit trois fois par jour deux gouttes dans un verre d'eau.

Il est essentiel, pour obtenir un bon effet de l'alkali volatil dans la morsure de la vipère, de l'employer presque aussitôt, ce que j'ai reconnu en faisant mordre des poulets par des vipères ; ceux sur les morsures desquels je n'appliquois l'alkali volatil qu'au bout d'une demi-heure périssoient quelques heures après ; tandis que ceux sur les plaies desquels je mettois aussitôt une compresse d'alkali volatil ne mouroient pas : il est bon d'observer que je ne fis point prendre intérieurement d'alkali volatil à ces poulets.

On doit proportionner la dose de cet alkali à la force & à la grandeur de l'animal ; je crois donc qu'on pourroit le faire prendre à des bœufs jusqu'à la dose d'un gros ; mais l'essentiel est d'en mettre des compresses sur les morsures, & d'en faire par dessus des embrocations, si le gonflement étoit considérable.

VI.

DE LA PIQURE DES INSECTES.

IL n'eſt point d'animaux qui ne contiennent de l'acide phoſphorique ; mais ordinairement cet acide y eſt combiné avec l'alkali volatil, & ſous forme de ſel ammoniac, ou bien il s'y trouve à l'état de phoſphore, par l'union qu'il a contractée avec une ſuffiſante quantité de principe inflammable, pour conſtituer l'huile & les graiſſes de ces mêmes animaux. Les inſectes ſont dans le règne animal ceux où l'acide phoſphorique ſe trouve le plus ſouvent à nu ; la fourmi, & pluſieurs inſectes ailés, nous en offrent la preuve : en effet, c'eſt à ce même acide concentré qu'on doit attribuer l'eſpèce de brûlure qu'on éprouve en maniant des fourmis. Le gonflement produit par la piqûre des abeilles, des guêpes & des couſins, réſulte auſſi de l'introduction d'un acide ſemblable dans le tiſſu de notre peau.

Dans les inſectes qui brillent dans l'obſcurité ; & qu'on nomme *phoſphoriques*, tels que les *vers luiſans*, les *portes-lanternes*, *&c.* l'acide animal ſe trouve en combinaiſon avec aſſez de principe inflammable, pour qu'il en réſulte un phoſphore ſubtil, ſouvent très-éclatant.

Les piqûres faites par les inſectes ſont, pour l'ordinaire, accompagnées de rougeur, de chaleur, d'ardeur & d'une cuiſſon ſi conſidérable, qu'on eſt obligé de ſe gratter, ce qui produit un gonflement, lequel même eſt ſouvent une ſuite immédiate de la piqûre; mais ni la cuiſſon, ni l'inflammation, ni le gonflement, n'auront lieu, ſi l'on a mis ſur le champ un peu d'alkali volatil ſur la partie piquée: l'alkali s'uniſſant avec l'acide introduit dans la peau par l'inſecte, en arrête à l'inſtant les effets.

L'acide des fourmis eſt aſſez concentré pour pénétrer le tiſſu de la peau, la rendre épaiſſe, tranſparente & cornée, ainſi que je l'ai reconnu en triant des fourmis pour une expérience. Les deux doigts avec leſquels je les prenois devinrent preſque inſenſibles à leur extrémité qui étoit blanchâtre & demi-tranſparente. Les ayant imbibés d'alkali volatil, le gonflement ceſſa, & la peau revint à ſon état ordinaire.

Il ne reſte aucun doute aujourd'hui ſur l'acide des fourmis, depuis les curieuſes expériences de M. Margraff ſur cet inſecte ; mais voulant reconnoître ſi l'émanation méphitique de ces inſectes étoit pareillement acide, je mis ſur une fourmilière, après l'avoir bouleverſée, une cloche de verre ſous laquelle étoit une petite capſule avec de la teinture de tourneſol. L'ayant retirée avec précaution, je trouvai que cette teinture étoit devenue rouge.

M. Roux rapporte dans le *Journal de Médecine* pour le mois de *ſeptembre 1762*, qu'une grenouille vivante expoſée au deſſus d'une fourmilière, meurt en moins de quatre ou cinq minutes, ſans qu'il ſoit néceſſaire qu'elle ait été mordue par des fourmis. Ce médecin dit, qu'ayant manié des fourmis, il ſentit le ſoir un peu de chaleur à ſes doigts, qui s'enflèrent & devinrent rouges ; le lendemain l'épiderme ſe ſépara de la peau, & ſes doigts pelèrent.

M. Roux cite encore le fait ſuivant, qui lui a été communiqué par M. le baron d'Holbac.

Un particulier voulant détruire une fourmilière, la couvrit avec une cloche de verre, eſpérant que la chaleur occaſionnée par cette cloche ſuffiroit pour faire périr les fourmis; ce moyen lui réuſſit; mais ayant voulu retirer cette cloche, & ayant imprudemment approché le viſage de ſon orifice, il ſentit une vapeur forte qui lui occaſionna ſur le champ un violent mal de tête; peu à peu ſon corps enfla; le malade éprouva des agitations & des anxiétés qui faiſoient craindre pour ſa vie, ce qui dura toute la nuit; le lendemain il ſe fit une éruption à la peau, & le calme revint par degrés. Cette éruption, d'une nature ſingulière, dura trois jours, au bout deſquels la peau tomba par écailles.

Il me ſemble, d'après le fait que je viens de citer, qu'on ne ſauroit douter de la qualité acide ou méphitique de l'émanation des fourmis. J'ai dit précédemment, qu'après avoir manié de ces inſectes, j'avois fait diſparoître le gonflement qui m'étoit ſurvenu aux doigts en les frottant d'alkali volatil. Je penſe auſſi que lorſqu'on eſt affecté par l'émanation de leur acide volatil, le ſeul moyen d'y remédier eſt d'avoir recours au même alkali, d'en reſpirer la vapeur, & d'en verſer dans le creux de la main, pour, qu'à l'aide de la chaleur, il puiſſe en s'évaporant davantage, s'unir plus promptement à l'acide qui avoit pénétré les pores de la peau, & en arrêter les effets. Je crois même qu'on ne doit pas héſiter à en prendre dix à douze gouttes dans un verre d'eau, ſi l'on reſſentoit du mal à la tête immédiatement après s'être expoſé à la vapeur d'une fourmilière.

VII.

DE LA BRULURE.

J'AI rendu compte ailleurs (*hh*), de la manière dont j'avois été conduit à faire usage de l'alkali volatil dans la brûlure ; j'ai indiqué que c'étoit l'acide phosphorique très-concentré & très-échauffé (*ii*), qui en pénétrant les corps animés, détruisoit ou modifioit leur tissu de différentes manières, ce qui a fait distinguer trois sortes de brûlures.

Dans la première, il s'élève sur la peau, des pustules & des rougeurs, & il y a souvent séparation entre l'épiderme & la peau.

La seconde, est celle où il y a des *hydatides*, c'est-à-dire, où il se trouve de l'eau entre

(*hh*) Voyez mon *Analyse des Blés*, page 99.

(*ii*) Il n'y a que les corps où l'acide phosphorique réside à l'état de phosphore, qui puissent produire de la lumière ou de la chaleur ; or cet acide est presque par-tout.

Ignis ubique latet, naturam amplectitur omnem,
Cuncta parit, renovat, dividit, urit, alit.

VOLTAIRE.

l'èpiderme & la peau, ce qui forme des vésicules ou cloches plus ou moins considérables.

La troisième sorte de brûlure, est celle où la peau est brûlée, séchée & retirée.

Suivant l'espèce de brûlure, il faut employer l'alkali volatil en differens états. Dans la première & la troisième espèce, il suffit d'appliquer sur la brûlure, une compresse d'alkali volatil fluor le plus fort; la douleur cesse aussitôt, & huit ou dix minutes après il ne reste pas ordinairement le moindre vestige de brûlure.

Du verre de borax en fusion m'étant un jour tombé sur les doigts, la peau fut brûlée au point qu'il s'y forma une éminence comme une verrue; j'appliquai sur le champ de l'alkali volatil fluor, & une demi-heure après, je fus soulagé: je remarquai au lieu de l'éminence, une cavité dans les muscles des doigts qui avoient été brûlés.

La seconde espèce de brûlure que j'ai dit être accompagnée d'hydatides, est ordinairement produite par de l'eau bouillante; il est alors à propos de crever les cloches; on y applique ensuite des compresses avec de l'eau mêlée d'alkali volatil: la proportion de ce mélange doit être environ deux gros d'alkali volatil ſur une chopine d'eau. On renouvelle trois fois par jour ces compreſſes, & en très-peu de temps la cicatrice eſt faite.

La brûlure produite par le phoſphore de Kunckel eſt très-douloureuſe, les bords en deviennent calleux : cet effet provient de l'acide phoſphorique très-concentré, & de plus intimement combiné avec le phlogiſtique : on parvient également à calmer & guérir cette brûlure, par l'application immédiate de l'alkali volatil.

L'acide vitriolique étant après l'acide phoſphorique le plus peſant des acides, il eſt auſſi celui dont l'effet ſur le tiſſu animal ou végétal a le plus de rapport avec la brûlure.

J'eus un jour la mal-adreſſe de faire jaillir de l'huile de vitriol ſur mon viſage, à l'inſtant il fut couvert de boutons blancs très-cuiſans ; je me lavai le viſage dans de l'eau, la douleur s'appaiſa ; mais le lendemain toutes les parties de mon viſage furent couvertes d'une gale jaunâtre ; ce qui ne ſeroit point arrivé, ſi j'euſſe employé une eau alkaline, telle que celle dont j'ai parlé plus haut.

D'après cette théorie de la brûlure, je penſe que l'alkali volatil pourroit être employé avec ſuccès dans les coups de ſoleil ; mais ne l'ayant point éprouvé, c'eſt à l'expérience à vérifier cette conjecture.

VIII.

Alkali volatil employé avec ſuccès dans la rage.

De tous les maux qui affligent l'humanité, la rage eſt peut-être celui dont la nature & le caractère ſont le moins connus (*kk*). On ne croit pas que jamais il y ait eu des hommes qui ſoient devenus enragés, ſans avoir été mordus par des animaux qui le fuſſent : on a remarqué même que c'étoit par la ſalive que le venin ſe communiquoit, & que les plaies faites à travers les habits étoient beaucoup moins dangereuſes que celles faites immédiatement ſur la peau ; cette différence vient de ce que, dans le premier cas, l'étoffe eſſuie en partie les dents de l'animal. On obſerve en général,

(*kk*) On doit à M. de Laſſone une excellente méthode pour le traitement de la rage ; ce ſavant médecin dit que cette terrible maladie eſt une de celles dont la nature & le caractère ſont le moins connus.

géneral, que plus la rage eſt avancée dans ſes progrès, plus la cure en eſt difficile & opiniâtre.

Après avoir été mordu par un animal enragé, la plaie ſe referme quelquefois auſſi aiſément que ſi elle n'eût point été venimeuſe; mais quelques temps après, plus ou moins, depuis trois ſemaines juſqu'à trois mois, on commence à ſentir dans l'endroit où étoit la plaie, une douleur ſourde ; la cicatrice ſe gonfle, rougit, ſe rouvre & laiſſe couler une humeur âcre, fétide & rougeâtre ; le malade reſſent alors de la triſteſſe, de la nonchalance, un engourdiſſement général, un froid preſque continuel, de la peine à reſpirer, une angoiſſe qui ne le quitte point ; le pouls eſt foible, irrégulier, le ſommeil agité, inquiet, traverſé par des rêves, des ſurſauts, des frayeurs : il éprouve quelquefois une douleur dans la gorge ; c'eſt le premier degré de la rage, appelé communément *rage mue.*

Le ſecond degré, qu'on appelle *rage confirmée* ou *rage blanche*, eſt accompagné des ſymptômes ſuivans ; le malade eſt preſſé par une ſoif ardente, & ſouffre en buvant ; bientôt il hait la boiſſon, particulièrement l'eau, & quelques heures après, il l'abhorre ; l'urine s'épaissit & s'enflamme, quelquefois elle se supprime; la voix devient rauque & souvent se perd entièrement; le malade a des mouvemens de délire, mêlés quelquefois de fureur; c'est alors qu'il cherche à mordre. Quand la rage est parvenue à ce degré, elle est communément regardée comme incurable.

Si l'on examine les différens traitemens usités dans la rage, on reconnoît que ceux qui ont le mieux réussi jusqu'à présent, sont ceux dans lesquels on a fait entrer l'usage de l'alkali volatil. M. Tissot, dans son *Avis au Peuple, page 219*, rapporte que l'on a vu un garçon chez lequel la rage avoit commencé à se manifester, être très-bien guéri, en lui faisant prendre de l'eau de Luce, & en frottant le voisinage de la plaie avec de l'huile d'olive dans laquelle on avoit dissout du camphre & de l'opium.

Dans la méthode éprouvée pour le traitement de la rage, publiée en 1776, par M. de Lassone, de l'Académie royale des Sciences, cet habile médecin indique, comme un moyen des plus efficaces, l'alkali volatil pris intérieurement, à la dose de vingt-quatre gouttes deux fois par jour. C'est dans l'ouvrage de

M. de Laſſone, & dans les *Obſervations* de M. Blais (*ll*), qu'on verra avec ſatisfaction, les ſuccès de ce traitement.

Un jeune femme ayant été mordue à la main par un petit chien, le médecin des chiens déclara l'animal enragé, & eut l'imprudence de le tuer devant cette femme; la crainte & le déſeſpoir s'emparèrent d'elle; M. Belleteſte, médecin, qui avoit été appelé, approuva l'emploi de l'alkali volatil appliqué en compreſſe ſur les morſures, & l'uſage intérieur de ce même alkali, à la doſe de huit ou dix gouttes dans un verre d'eau, de trois heures en trois heures dans la première journée; on entretenoit la compreſſe humide avec de l'eau mêlée d'un ſixième d'alkali volatil. On réduiſit l'uſage de cet alkali à une priſe le matin & à une autre le ſoir, durant les trois jours ſuivans, au bout deſquels la plaie paroiſſant cicatriſée, on le diſcontinua; la jeune femme ne s'eſt point reſſentie depuis de cette morſure.

(*ll*) M. Blais, médecin à Cluny, a montré ſon amour pour l'humanité dans les ravages affreux cauſés dans pluſieurs villages du Mâconnois, par les morſures d'un loup enragé; le ſuccès dont ſon traitement a été ſuivi, lui a fait le plus grand honneur.

Une autre femme d'un certain âge ayant été mordue par un chat enragé, la plaie se referma : cette femme n'en parut point affectée, mais au bout de trois semaines, la morsure se rouvrit, gonfla & noircit ; il en sortit une sanie roussâtre & fétide ; cette femme avoit d'ailleurs tous les symptômes de la rage, tels que des mouvemens convulsifs, accompagnés de sursauts dans son sommeil, de l'écume blanche aux lèvres, &c.

Je conseillai de mettre sur la plaie une compresse d'alkali volatil fluor : on l'entretint humide pendant vingt-quatre heures avec d'autres compresses imbibées d'eau mêlée d'un sixième d'alkali volatil : on lui fit prendre aussi douze gouttes d'alkali volatil dans un demi-verre d'eau, de deux heures en deux heures.

Le lendemain la plaie n'étoit plus noire, & le gonflement avoit beaucoup diminué ; on continua encore durant vingt-quatre heures l'usage de l'alkali volatil, tant en compresses qu'en boisson ; ces deux jours étant écoulés, les convulsions cessèrent, le sommeil se rétablit & ne fut plus agité ; la plaie se trouvant presque cicatrisée, on se contenta de mettre un linge dessus : la femme reprit son régime ordinaire, & vécut encore deux années, ſans s'être reſſentie depuis de cet accident.

Il eſt bon d'obſerver que l'alkali dont MM. Tiſſot, de Laſſone & Belleteſte ont fait uſage, étoit de l'alkali volatil fluor, & que c'eſt ce même alkali qui fut adminiſtré à la vieille femme dont je viens de parler. Si quelquefois donc on n'a pas obtenu de l'alkali volatil le ſecours qu'on en attendoit dans la rage, c'eſt qu'on aura ſans doute employé de l'eſprit de corne de cerf, où l'alkali volatil eſt preſque ſans effet, parce qu'il eſt à l'état ſavonneux.

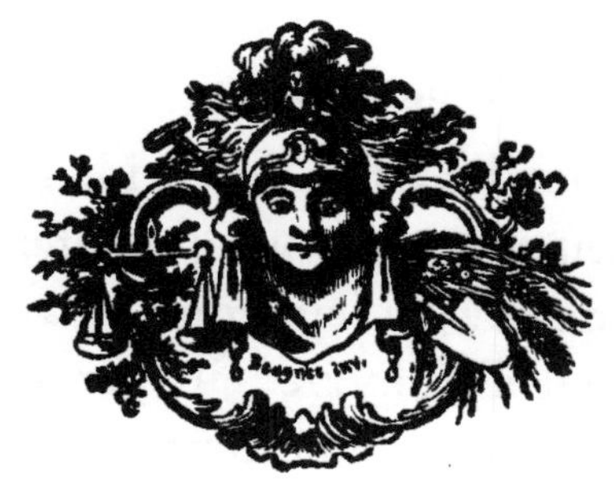

I X.

DES EFFETS de l'Alkali volatil dans l'apoplexie

L'ASPHYXIE eſt la privation ſubite du pouls, de la reſpiration, du mouvement & du ſentiment ; l'apoplexie eſt auſſi une privation du mouvement & de toute connoiſſance, mais elle diffère de l'aſphyxie, en ce que le jeu du poumon & la circulation du ſang ne ſont point interrompus. Elle eſt accompagnée de difficulté de reſpirer & d'une eſpèce de ronflement ; le pouls dans cet état eſt plus ou moins foible ; en général l'apoplexie eſt preſque toujours ſuivie de la paralyſie.

En graduant les effets de l'acide méphitique de la fermentation vineuſe ſur différentes eſpèces d'animaux, j'ai remarqué qu'avant d'être portés à l'état d'aſphyxie, ils perdoient la faculté de ſe mouvoir ; que leur reſpiration étoit lente & difficile ; que les efforts qu'ils faiſoient pour ſe relever étoient vains ; cet état me paroît bien ſemblable à l'apoplexie ; enfin ces mêmes animaux reprenoient quelquefois aſſez de force pour ſe mouvoir, ſe relevoient & tomboient preſque auſſitôt; dans cet état de paralyſie ils périſſoient ordinairement au bout de quelques heures; mais lorſque je faiſois reſpirer de l'alkali volatil à ceux de ces animaux qui n'étoient que dans un état d'apoplexie, ils reprenoient preſque auſſitôt toutes leurs forces.

Je n'ai point la vaine prétention d'aſſigner les cauſes de l'apoplexie ordinaire, mais je ſuis sûr par expériences faites, que l'alkali volatil pris intérieurement dans le commencement de cette affection, en empêche les ſuites; que la connoiſſance, la parole & le mouvement reviennent preſque auſſitôt, & qu'on reprend ſon premier état de vigueur.

J'ai été témoin de ce que je vais rapporter. Le nommé *Jacques* (*mm*), premier garçon du Jardin royal des Plantes, étant tombé en apoplexie, & n'ayant preſque plus de ſentiment, on commença par lui faire ſentir de l'alkali volatil, & on lui en fit prendre vingt-cinq gouttes dans un demi-verre d'eau, le pouls ſe ranima & les yeux s'ouvrirent; quatre minutes après on lui donna une ſeconde doſe d'alkali volatil, la connoiſſance & la parole lui revin-

(*mm*) Agé de 60 ans, eſt gros & ſanguin.

rent, la contraction des muscles de la bouche disparut. On continua à lui donner pendant la nuit cinq à six gouttes d'alkali volatil dans un demi-verre d'eau, de deux heures en deux heures, & il fut debout le lendemain; quoique cet homme ne se ressentît plus alors de son accident, on lui fit prendre encore pendant la journée, mais de quatre heures en quatre heures, trois ou quatre gouttes d'alkali volatil dans un verre d'eau; il fut en état le troisième jour d'aller travailler au jardin.

Voici un autre fait de la même importance.

Un terrassier, grand & vigoureux, âgé d'environ trente-quatre ans, travaillant au Jardin du Roi, une après-midi du mois de juillet, tomba dans une espèce d'asphyxie; ses compagnons le crurent mort; on alla chercher M. Thoüin, jardinier du roi, qui, après avoir vu ce malheureux, vint me dire qu'il y avoit dans le jardin un ouvrier qui venoit de mourir subitement. M'étant transporté au lieu où il étoit, je le trouvai sans mouvement, sans pouls & sans sentiment; il y avoit plus d'un quart d'heure qu'il étoit dans cet état, & je le crus mort, mais ne voulant point avoir à me reprocher d'avoir négligé les moyens de le rappeler à la vie, je lui mis de l'alkali volatil dans les narines ; & après lui avoir fait desserrer les dents avec un ciseau, je lui en versai dans la bouche quarante gouttes étendues de quatre parties d'eau. Quelques secondes après, il ouvrit les yeux, & son pouls commença quelques pulsations ; mais au bout d'une minute, ses yeux s'étant refermés, & le pouls ayant cessé de battre, je lui remis de l'alkali volatil dans le nez, & lui en fis avaler une seconde dose ; alors le malade revint parfaitement à lui, vomit de l'eau, & se leva au bout d'un quart d'heure pour aller reprendre son ouvrage.

INDICATION

Des doses auxquelles on doit employer l'Alkali volatil dans les cas suivans.

APOPLEXIE. Dans le commencement de cet état, il faut faire boire vingt-cinq gouttes d'alkali volatil dans un demi-verre d'eau froide ; si la connoissance n'est point revenue quatre minutes après, il faut en faire prendre une seconde dose, & continuer ensuite le traitement comme il est indiqué à la *page 71*.

ASPHYXIE. Cet état de mort apparente étant presque toujours produit par l'action d'un acide sur les poumons, le traitement doit être le même pour les personnes noyées, que pour celles qui ont été suffoquées par les vapeurs du charbon, par les moufettes ou par les vapeurs qui se dégagent durant la fermentation vineuse ; il suffit alors de mettre dans les narines de la personne suffoquée, un papier roulé imbibé d'alkali volatil, & de lui en verser quelques gouttes dans la bouche. *Voyez* les *pages 7, 25, 31, 33, 38 & suiv.*

BRULURE. Il faut mettre ſur la partie brûlée une compreſſe d'alkali volatil fluor, lorſqu'il n'y a point de cloches ; lorſqu'au contraire il y en a, il faut, après les avoir crevées, y appliquer l'alkali volatil fluor étendu de ſix parties d'eau. *Voyez* la *page 62*.

MORSURE DE LA VIPÈRE. On doit mettre ſur la plaie des compreſſes d'alkali volatil, & faire boire dix gouttes de cet alkali dans un verre d'eau ; on fera prendre la même doſe de trois heures en trois heures dans la première journée, & plus ſouvent ſi le malade ſe trouvoit mal, ou s'il lui ſurvenoit des ſueurs froides ; ſi les environs de la morſure s'enflent, il faut avoir recours à l'embrocation, & enſuite continuer l'uſage de l'alkali volatil en petites doſes, comme il eſt indiqué à la *page 53 & ſuiv.*

PIQURE DES INSECTES. Il ſuffit d'y appliquer quelques gouttes d'alkali volatil, comme il eſt dit à la *page 59*.

RAGE. On met ſur la morſure des compreſſes d'alkali volatil, & l'on fait prendre intérieurement douze gouttes du même alkali dans un demi-verre d'eau ; d'ailleurs on ſuit à peu près le même traitement que pour la morſure de la vipère. *Voyez page 66 & ſuivantes.*

Nota benè. Si par mégarde on avoit fait prendre ſans eau une trop grande quantité d'alkali volatil, on fera ceſſer l'éroſion qu'il aura produite, en faiſant boire de la limonade, ou de l'eau avec du vinaigre.

FIN.

www.ingramcontent.com/pod-product-compliance
Ingram Content Group UK Ltd.
Pitfield, Milton Keynes, MK11 3LW, UK
UKHW021110260726
13994UKWH00002B/816